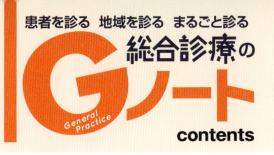

患者を診る 地域を診る まるごと診る
総合診療の
Gノート
General Practice
contents

2018年
Vol.5 No.1
2

特集

「薬を飲めない、飲まない」問題
処方して終わり、じゃありません！

編集／矢吹　拓（国立病院機構 栃木医療センター 内科）

- 特集にあたって……………………………………………………矢吹　拓　6

総論
1. 飲めない・飲まないを考える 〜薬が体に入るステップから〜……矢吹　拓　8
2. 服薬アドヒアランスとは？……………………………………青島周一　16

各論
1. 高齢者の飲めない……………………………………………小林正樹　28
2. がん患者の飲めない…………………………………………日下部明彦　36
3. 生活習慣病の薬が飲めない………………………青木達也，橋本忠幸　44
4. 循環器疾患の薬が飲めない…………………………………芥子文香　52
5. 小児の飲めない………………………………………………児玉和彦　59
6. 飲めないときの対処法：薬剤経路の変更…………………木村丈司　67
7. 飲めないときの対処法：多職種連携………………………今永光彦　75

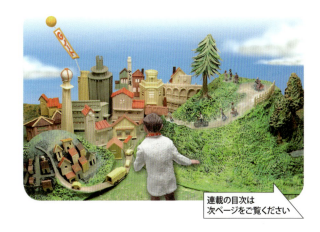

連載の目次は
次ページをご覧ください

投稿

ホンモノの地域連携 〜「地域医療フォーラム2017」から
村松正巳, 小谷和彦 ... 3

連載

どうなる日本!? こうなる医療!!
遠隔医療のこれまで，これから①　いまさら聞けない，遠隔医療入門
柏木秀行 ... 83

Common disease診療のための ガイドライン早わかり
第24回　狭心症・心筋梗塞①
佐々木隆史 ... 87

聞きたい！知りたい！薬の使い分け
第24回　整形外科疾患への鎮痛薬の使い分け
〜痛みによってどう使い分ける？鎮痛薬しかないの？〜
斉藤　究 ... 97

誌上EBM抄読会 診療に活かせる論文の読み方が身につきます！
第22回　"pain followed by vomiting"は虫垂炎診断に必ず有用か？
林　理生, 野口善令 ... 104

"指導医ノグチの頭のなか"では「診断特性研究のバイアス」などについて考えます

「伝える力」で変化を起こす！ヘルスコミュニケーション
医師×医療ジャーナリストが考える臨床でのコツ
第3回　患者さんが治療に協力してくれない！〜ICはもう古い？
柴田綾子, 市川　衛 ... 119

なるほど！使える！在宅医療のお役立ちワザ
第18回　こんな時には肺エコー 〜もはや在宅医療では必須の検査
上田剛士 ... 124

優れた臨床研究は，あなたの診療現場から生まれる
総合診療医のための臨床研究実践講座
第5回　仲間がいない 〜臨床研究は1人ではできない
永田拓也, 渡邉隆将 ... 131

思い出のポートフォリオを紹介します
第22回　医師としてのプロフェッショナリズム 〜ぬぐえない"もやもや"をEIの観点から振り返る〜
潘　鎮敬, 鳴本敬一郎 ... 138
（静岡家庭医養成プログラム）

書評 ... 147, 149
バックナンバー ... 154
記事募集のお知らせ ... 156
次号予告 ... 157
奥付 ... 158

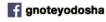 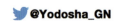

gnoteyodosha　　@Yodosha_GN

表紙立体イラストレーション／野崎一人

投稿

ホンモノの地域連携
~「地域医療フォーラム2017」から

松村 正巳
（自治医科大学地域医療学センター・センター長，地域医療フォーラム2017実行委員長）

小谷 和彦
（自治医科大学地域医療学センター・副センター長）

　平成29年9月17日に「地域医療フォーラム2017」が，東京で開催されました．このフォーラムは自治医科大学の主催で，医療従事者，教育・研究者，行政関係者，介護関係者，住民らが一同に集って，全国的規模で話し合う場として設けられ，今年で10周年を迎えました．

　今年度においては「地域医療の鍵を探る～機能分化の時代におけるホンモノの'連携'とは～」がテーマとなりました．少子・超高齢社会に伴う地域医療の主要課題の1つとして，地域単位での医療機関の機能分化と包括ケアの構築が挙げられています．この実現には，多様な人々による地域連携は不可欠です．本フォーラムでは，単なる掛け声に止まる連携ではなく，有機的な，すなわちホンモノの連携になるための討議を行いました．

　最初に，国，病院，診療所，行政，そして住民団体の代表者または先駆者から，地域における連携の課題と実際の取り組みについての基調講演があり，次いで，認知症，看取り，救急受診，医介連携に関する分科会で参加者の全員が意見を交えました．連携に対する気づきや行動に向かう決意があちらこちらで語られていたのは印象的でした．

　これを受けて，「地域医療フォーラム2017」では，'ホンモノの連携'を進めるためのキーワードを次のようにまとめ，提言としました．

地域医療フォーラム2017　提言

お互いを尊重し，なすべきことを考える
機能分化の時代におけるホンモノの'連携'を進めるには

> みんなが主体的に，
> 地域の思いと情報を共有し，
> お互いに思いやる社会を目指して，
> 垣根を越えよう

　地域連携が進んでいくためにはシステムもマインドも大切です．その帰結には，地域医療の一層の充実が期待されます．

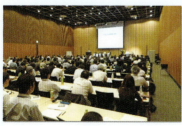
基調講演の会場

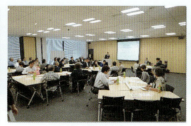
分科会での様子

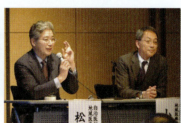
会議のまとめ

Book Information

Gノート 増刊 最新刊のご案内

◆ 増刊は年2冊（3月，9月）発行予定
□ 定価（本体4,800円+税）　□ B5判

Gノート 増刊 Vol.5-No.2

動脈硬化御三家
高血圧・糖尿病・脂質異常症をまるっと制覇！

編集／南郷栄秀

□ 約280頁　□ ISBN978-4-7581-2328-0

3月1日発行予定

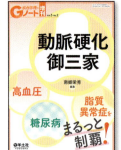

大人気を博したあの3大特集が，ついに増刊で登場！

高血圧・糖尿病・脂質異常症の診療の実際を，まるっと1冊にまとめました！

診療の流れに沿ってエビデンスに基づいて具体的にわかりやすく解説！

診療ガイドライン改定など最新の知見も追加し，アップデート！

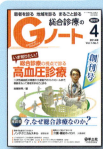 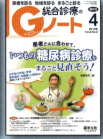 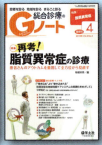

本書の内容

第1章	スクリーニング，リスク評価 スクリーニング／リスク評価／必要な検査	第4章	診療場面別トピックス 救急外来／病棟／外来・在宅／小児・思春期／妊娠期
第2章	生活習慣の改善 食事療法／運動療法／禁煙指導	第5章	専門医や他職種が求める総合診療医の動脈硬化診療 専門医／看護師／薬剤師
第3章	薬物療法 薬の選び方・使い方／患者さんへの説明／患者さんに合わせた目標値の決め方		

好評発売中

Gノート 増刊 Vol.4-No.6

本当はもっと効く！もっと使える！
メジャー漢方薬
目からウロコの活用術

編集／吉永 亮，樫尾明彦

□ 188頁　□ ISBN978-4-7581-2324-2

使用頻度が高い漢方薬ごとに適応・効かせる工夫を紹介！
風邪には葛根湯…などの1対1対応"だけじゃない"便利なワザが身につく！

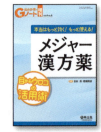

発行　羊土社 YODOSHA
〒101-0052　東京都千代田区神田小川町2-5-1　TEL 03(5282)1211　FAX 03(5282)1212
E-mail：eigyo@yodosha.co.jp
URL：www.yodosha.co.jp/

ご注文は最寄りの書店，または小社営業部まで

患者を診る 地域を診る まるごと診る

総合診療のGノート
General Practice

特集

「薬を飲めない、飲まない」問題
処方して終わり、じゃありません！

編集／矢吹 拓

- 特集にあたって 6

総論
1. 飲めない・飲まないを考える ～薬が体に入るステップから～ 8
2. 服薬アドヒアランスとは？ 16

各論
1. 高齢者の飲めない 28
2. がん患者の飲めない 36
3. 生活習慣病の薬が飲めない 44
4. 循環器疾患の薬が飲めない 52
5. 小児の飲めない 59
6. 飲めないときの対処法：薬剤経路の変更 67
7. 飲めないときの対処法：多職種連携 75

特集　「薬を飲めない、飲まない」問題

特集にあたって

矢吹　拓

● 残薬，それは「飲まれなかった薬」ということ

　医師になってしばらくの間，処方した薬は当然すべて飲まれているものと思っていました．そもそも，飲まれていないという事態を想定できていなかったということかもしれません．このお花畑のような幻想が打ち砕かれたのは訪問診療に携わるようになってからでした．ご自宅のタンスの奥から出てきた薬の山を見たとき，ああ，飲まれてなかったんだなあ…と脱力したのを今でもよく覚えています．よく考えれば，自分の祖母もタンスの中に大量の湿布薬を抱え込んでいましたしね．とはいえ，「飲んでいるはず」幻想には今でも時々とりつかれてしまいますし，医師にはなかなか理解されにくいという多職種の意見はよく聞きます．

―処方された薬が，患者さんの体に入るということ―

　今回の特集のテーマはまさにここです．ポリファーマシー問題も含めて，昨今処方の最適化が叫ばれていますが，たとえエビデンスに基づいてその患者さんにとっての最適処方を提案したとしても，患者さんの体の中に入らなければ期待された効果は得られません．そもそも薬剤の効果検証のために実施されたランダム化比較試験では，薬剤の服薬アドヒアランスは高く，適切に薬が飲めた人に対する介入効果をみているわけです．でも実際の診療現場では飲まれていないことも多いわけで，きちんと飲めないときにどうなるのか？飲まれなくても最適処方なのか？といったことはあまりよくわかっていないのかもしれません．

　実際のところ，「処方された薬が患者さんの体に入る」ということは，結構大変なことだったりします．いかに大変か？ということを考えるのにわかりやすいのは残薬問題でしょうか．年間500億円分ともいわれる残薬は，すなわち「患者さんの体に入らなかった薬」ということになります．

「飲んでほしい薬」 － 「(実際に) 飲まれた薬」 ＝ 「残薬」

というわけです．このすれ違いを思うととても切ない気持ちになりますね．片思いみたいな…．

患者さんが薬を「飲まない」「飲めない」理由とは

「薬が体に入ってこない」理由はたくさんあると思いますが，大きく分けて「飲まない」「飲めない」の2つに分類できるのではないかと思います．最終的に，この双方の要因が解決されないと，処方された薬は患者さんの体には入っていかないわけです．

「飲まない」理由は主に患者さんやご家族の思いであり，自らの意思で飲まないということです．そもそも「飲まない」ならば，もらわなくてもよいのでは？と考えがちですが，現在の処方をめぐる関係性を考えると，処方する医師に対して「飲みたくない」とか「必要ない」とはいえないのだと思います．一方で，医師も本当は必要ないかもと思いながらも，患者さんの希望で処方するという流れもあるのがこの問題の難しいところです．お互いに本音が出し切れないのは，診療時間の短さや患者さん自身の健康理解度が低いこと，父権的な関係性などが関係しているのではないかと思います．また，某週刊誌で「医者に出されても飲み続けてはいけない薬」といった特集記事が飛ぶように売れた事実を考えると，処方された薬を飲みたくないと思っている患者さんたちは存外に多いかもしれないという構図も見えてきます．

「飲めない」についてはどうでしょうか．本当は飲みたいのだけれど，身体的問題や環境問題などが飲むことを許さないといった状況が想定されるかもしれません．そういった場合には，医師・薬剤師のみならず，各要因に合わせた多職種での取り組みが解決の糸口になることがあるかもしれません．

今回はこの「飲まない」「飲めない」双方の視点から，「薬が体に入ってくること」の全体像をもう一度考えてみたいと思っています．特集にあたって，現場で実際の診療に携わっている医師・薬剤師にそれぞれの観点から大いに語っていただきました．特に，各論的に高齢者，がん患者，生活習慣病患者，循環器疾患患者，小児などの「飲めない」「飲まない」問題について，その領域の実践家の視点からより具体的に解説してもらっています．本特集を通して「薬を飲む」ということを徹底解剖し，明日からの薬物療法の実践に何かしらのヒントが得られる，そんな特集になればと願っています．

プロフィール 矢吹 拓　*Taku Yabuki*

国立病院機構 栃木医療センター 内科医長
栃木県宇都宮市で病院勤務医・診療所医師を掛けもちしています．地域のなかでさまざまな場を経験することで，見えてきた景色があります．楽しいですよ〜．

特集 「薬を飲めない、飲まない」問題

総論1

飲めない・飲まないを考える
～薬が体に入るステップから～

矢吹 拓

Point
- 薬が体に入るには，処方される・調剤される・飲まれるというステップがある
- 処方される際，医師と患者が目的を共有することが重要
- 調剤される段階では，薬剤師の職能を最大限活用しよう

Keyword ▶ 飲めない 飲まない 対症的な薬 予防的な薬 重複処方 分割調剤

はじめに

　本稿では，薬が処方されて患者さんの体に入るまでの流れを追いかけながら，そこにかかわるさまざまな側面を解説していきます．ある意味，小学校時代の工場見学気分で読んでもらえるとイメージが湧きやすいのではないかと思います．題して「飲めない・飲まないを考える～薬が体に入るステップから～」．皆様お付き合いの程よろしくお願いします！

1 薬が処方される

　まず，薬が処方されるところから見ていきましょう．ある患者さんが医療機関を受診したときには，多かれ少なかれ薬が処方されますが，ここには多くの要因が関与しています．処方された薬がその後飲まれるかどうかは，実は最初が肝腎なのかもしれません．

　薬が処方されることに関連する要因は多くあると思いますが，具体的には医療者要因，患者要因，製薬環境要因に分けて考えることができます（表1）．これは，ポリファーマシーをきたす要因と重なる部分があります．

　以下，特に医療者要因，患者要因を中心に薬が処方されることについて見ていきましょう．

表1 ◆ 薬が処方されることに関連する要因

患者要因	健康利益を過度に追い求める姿勢
	薬物に依存傾向
	家族からの圧力
	メディアの影響
	製薬産業の影響
医療者要因	診療ガイドライン通りに治療すべきという姿勢
	非薬物療法の実践が困難
	資金提供
	製薬産業の影響
製薬環境要因	新規薬剤・技術の開発
	消費者への直接的な広告
	研究者への圧力／競争

（文献1を参考に作成）

1）医療者要因

　医師にとって薬を処方するという行為は基本的な診療行為の1つです．診断がついたときや症状に対処するときに，薬を処方しないという選択肢を選ぶことは何となく気が引けますし，診療ガイドラインでも特定の薬の処方を推奨する傾向があります．

　そもそも，医師は一般的に非薬物療法について，十分な教育を受けていないことが多いです．例えば，不眠症については，一般的に認知行動療法などの非薬物的対応が第一選択として推奨されています[2]が，少なくとも日本の医師の多くは第一選択である認知行動療法の実践ができないので，睡眠薬を処方することになるわけです．

　さらには医師が製薬産業の影響や金銭的COIの影響を受けやすいこともあげられます．例えば，多くの学術集会ではランチョンセミナーと称する製薬会社スポンサーのお弁当付き講演会がありますが，これは処方への影響があることが知られています．米国メディケアの処方薬剤データベースと製薬会社が資金提供した食事を食べた医師との関係を調査した横断研究[3]では，スタチン・β遮断薬・ARB・SNRI各薬剤において，食事を食べていない医師と比較して食事を食べた医師は各薬剤の処方率が有意に増加したと報告されています．興味深いのは，たとえ食べた回数が一度であっても処方率が有意に増加し，さらに食事回数の用量依存性があることです（図1）．私は関係ない！と思っているあなたもご用心です．総じて"医師は処方しがち"といえるでしょう．

2）患者要因

　薬が処方される患者側の要因として，処方薬への期待が高いという点があるかもしれません．日本製薬工業協会が行っている一般市民2,000人を対象とした「くすりと製薬産業に関する生活者意識調査」[4]によると，市販薬と比較して処方薬の方が好まれる傾向があり，処方薬について「医師が処方してくれるので安心」「市販の薬よりもよく効く」と回答した方がおおむね

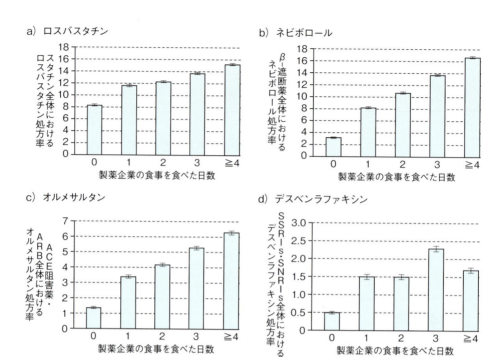

図1 ◆ 薬剤処方率と食事日数
(文献3より引用)

90％前後という結果が明らかになっています．この調査でもう1つ興味深いのは，医師と患者でそれぞれ薬について着目している点が異なるという点です．医師の80％前後が薬の服用方法や効能・効果について説明し，副作用については医師の30％前後しか説明していなかったのに対し，患者からの質問で最も多いのは副作用についてだったのです．医師は薬の効果に，患者は副作用に着目しやすいといえる結果かもしれません．このような薬についての捉え方の違いが，処方された薬が飲まれるか否かにかかわってくるのだと思います．このあたりの医師と患者の関心の違いや心理的メカニズムについては，総論2「服薬アドヒアランスとは？」で青島先生が詳しく解説してくれています．

3）対症的な薬と予防的な薬

薬に対する期待や考え方は，もちろん処方される薬の種類によって大きく違うことはいうまでもありません．薬は大きく分けると**症状対症的**な薬と**予防的**な薬に分けることができます．対症的な薬は，基本的には患者希望が強く比較的アドヒアランスが高く保てることが多い薬剤です．むしろオーバーアドヒアランスになったりすることもあります．代表例としては睡眠薬やプロトンポンプ阻害薬などでしょうか．

予防的な薬は，将来の有害事象を予防するための薬で，一次予防・二次予防どちらもあてはまるでしょう．これらの薬は通常，内服しても目に見えた明らかな効果がわかりにくいので，アドヒアランスを保つことが難しいと言われています．代表格として，生活習慣病や循環器疾患に対

する薬です．こういった薬ごとの特性も考慮しながら，処方について考えることが重要です．慢性期疾患に対する処方の概要については，青木先生・橋本先生（各論3「生活習慣病の薬が飲めない」），芥子先生（各論4「循環器疾患の薬が飲めない」）が解説してくれています．

4）効果と害のバランス

もう1つ，処方するときに重要なのは効果と害のバランスです．実際のところ，医師にとっても患者さんにとっても，こういった情報が十分理解されていないことが多いのではないでしょうか？　各薬の効果の大きさや副作用の大きさを定量的に提示できることは重要であり，最近ではさまざまな意思決定支援ツールも開発されています．例えば，Mayo clinicのホームページ[5]では，心血管一次予防のスタチン・アスピリンの支援ツールであるStatin/Aspirin Choiceや骨粗鬆症や関節リウマチ，抗うつ薬についてのツールが公開されています．

薬の効果と害を考えたときに，例えば，医療用麻薬などの場合には，効果は高いが害もそれなりにある薬であり，処方される段階で効果・害を含めたさまざまな話し合いがなされることが重要です．そこに疾患特異的な問題もでてきますね．このあたりは日下部先生の稿（各論2「がん患者の飲めない」）をご覧ください．

このように，薬が処方される段階で，その疾患や薬剤によって，医師・患者さんそれぞれにさまざまな要因が交錯しているのがわかります．この違いが飲まない・飲めない問題に関係してきます．

❷ 薬が調剤される

ここからは，薬剤師さんの本領発揮です．そして，意外と医師はきちんと知らないところだったりします．薬が飲まれるためには，適切な形で患者さんのもとに届くように調剤される必要があります．ここでは，薬が調剤される際にできる，飲めるための工夫についていくつか例を交えてご紹介していきます．

1）薬の剤形や服用方法

このあたりは特に高齢者や小児領域で大きく関係します．そして，何より薬剤師さんの専門性を生かしやすいところだと思います．小児科研修時代に「お薬の味見会」というおもしろい企画があって，みんなで内服薬の味を確認したことがありました．錠剤か粉かといった剤形の問題のみならず，味や食感など多くの要因が飲めるかどうかに関連します．

小児の飲めない理由や飲んでもらう工夫については児玉先生（各論5「小児の飲めない」）に，高齢者については小林先生（各論1「高齢者の飲めない」）・木村先生（各論6「飲めないときの対処法：薬剤経路の変更」）にわかりやすく解説していただきました．何より個別性の高い問題であり，「飲めないかもしれない」と思って聞いてみることが最初のステップかもしれません．

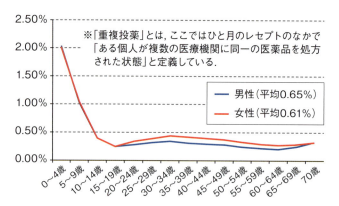

図2 ◆ 平成23年 全国健康保険協会「協会けんぽ加入者の受診行動の分析」
(文献6より引用)

また，飲めるかどうかという観点からは，服用方法がシンプルかどうかもかかわってきます．処方の複雑性とアドヒアランスの関係は青島先生（総論2）が解説してくださっていますが，可能な限りシンプルな処方をめざすことが重要です．

さらに，職業や社会的背景によっても飲み方は異なり，日中仕事をしている若年～中年層では昼の薬は飲めなかったり，シフト勤務では，そのシフトに合わせた処方設計をしたりといった工夫が必要です．

2) 重複処方や不適切処方

重複処方は特に医療機関が複数にわたるとなかなか気づかれにくいと思います．例えば医師が通院のたびにそれぞれの患者さんのお薬手帳を毎回確認するのは現実的ではありませんし，そもそもお薬手帳も複数配布されていることもあります．**重複処方というと高齢者というイメージかもしれませんが，実は最も多いのは小児科領域**であることがわかっています（図2）．もちろん，小児では短期処方が多く，去痰薬や鎮咳薬などの感冒に対する薬がほとんどではありますが，興味深いですね．ちなみに，高齢者の重複処方で多いのは解熱鎮痛薬，睡眠薬，消化性潰瘍治療薬になります．

また，高齢者になるほどポリファーマシーの問題も出てくるため，処方箋内容の適切性の評価を行い，可能な限り内服ができるように，副作用が出ないように，処方内容の見直しを行う必要もあります．このあたりの具体的なやり方については，木村先生（各論6）が具体的に解説してくださっています．

3) 長期処方と分割調剤

薬の処方期間は，徐々に増加傾向で，その傾向は大病院ほど顕著であることがわかっています．例えば診療所の平均投薬日数は20日弱なのに対して，500床以上の大病院の平均投薬日数は40日弱と約2倍程度違うことがわかっています[7]．長期処方になればなるほど飲まれない，残

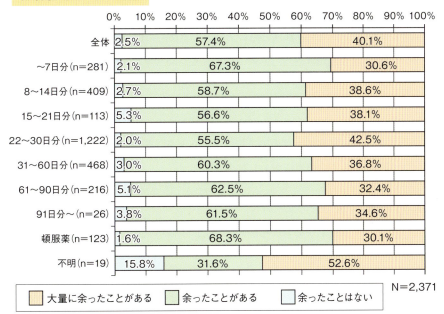

図3 ◆ 処方日数別の残薬発生状況
（文献7より引用）

薬が出やすいと思われがちですが，実は処方日数と残薬の相関関係は明確ではありません（図3）．

最近，諸外国ではリフィル処方制度が注目されています．具体的には，90日分の内服薬を患者に投薬するために，30日分ごとに薬局で調剤して交付するというやり方です．日本ではリフィル処方はできませんが，**分割調剤**というものを利用することができます．これは，例えば90日分処方が出た場合に，患者さんの状況などから必要に応じて，一度にまとめて薬を渡すよりも分割して渡した方が，副作用のモニタリングや残薬調整などにメリットがある場合に，30日分ずつ分割して処方することができる制度です．これ自体は，医師が処方箋を通して指示するか，保険薬局で薬剤師が必要性を認めた場合に疑義照会を行って，医師が許可した場合に分割調剤に切り換えることが可能です．患者さんが飲めるようにするために，このような制度を利用してみるのも1つの方法かもしれません．

❸ 薬が飲まれる

さて，ようやく薬が飲まれるところまで到達しました（笑）．今回の特集はまさにこの"飲むこと"に関するものなのですが，ここまでで，前段階の準備がいかに重要かを実感していただけたのではないかと思います．さて，もう一息です！

1）感覚障害・摂食嚥下機能障害・認知機能障害

　　　薬が飲まれるにあたって，高齢者特有の問題がいくつかあります．詳細は小林先生の稿（各論1）を参照していただければと思いますが，具体的には，視力・聴力などの感覚障害，嚥下にかかわる摂食嚥下機能障害，認識の問題である認知機能障害に注意しましょう．特に外来通院患者などでは，短時間の外来診療時間のためか，これらの比較的頻度の多い問題が過小評価されているという報告[8, 9]があります．

　　　こういった問題では，もちろん障害に合わせた処方内容や剤形に調整することも重要ですが場合によっては，補聴器や白内障手術などの介入を行うことで，薬が飲めるようになる可能性も考えてみるのも1つの方法かもしれません．

2）周囲のサポート

　　　飲むためのサポートが必要な年齢層として，主に小児，高齢者があげられます．小児はやはり家族サポートが重要になります．詳細は児玉先生（各論5）が解説してくださっていますが，親世代の社会経済的背景や学歴などと服薬アドヒアランスの関係が指摘されています．親のサポートが十分得られない小児では，親も含めたサポート体制の構築が必要になることがあります．健康の社会的決定要因の1つとして健康問題の連鎖が指摘されており，次世代につなげないようにサポートしていくことは重要です．

　　　高齢者でも当然家族のサポートも重要ですが，サポートできる家族資源が乏しい場合も多く，訪問薬剤師を活用したり，ポケット付きのカレンダーを利用するなどの工夫が必要になります．また，飲めていないことがより大きな健康問題の入り口になることもあり，氷山の一角として捉えて，飲めるようにするという解決法以外のアプローチが必要になります．このあたりは今永先生（各論7「飲めないときの対処法：多職種連携」）が詳しく解説してくださっています．

3）内服できているかのモニタリング

　　　詳細は今永先生（各論7），小林先生（各論1）の稿でも触れられていますが，飲めていないと気づくことの重要性が強調されています．気づくための方法はいろいろあるのだと思いますが，大前提として"飲まない・飲めない"ことを率直に伝えることのできる関係づくりは1つ重要なポイントだと感じています．前述の日本製薬工業協会の調査[4]でも，「医師や薬剤師の指示通り薬を飲んでいる」と回答した方は62％に留まっており，さらには指示通り飲んでいない群は，実は若年層が多いと報告されています．医師が実践できることとして，診療のなかで「実際に飲めているか」を質問してみる，「飲めていないことを伝えてもらった方がよい」というメッセージを伝えるなどがあります．

　　　もちろん，ケアマネジャーや訪問看護師など自宅に出入りしている多職種と連携し，情報共有することは重要ですが，患者さんは医師には飲めていないことを知られたくない，という思いもあることは認識しておく必要があります．

❹ おわりに

　いかがだったでしょうか？ 飲めない・飲まない問題を掘り下げていくと，今まで考えたことのなかった世界が見えてくるかもしれません．個人的には今まで高齢者特有の問題かと思っていましたが，今回の特集を通して小児や若年層でも関連のある問題であるという気づきをいただきました．こういった課題をフラットに話せる関係づくりが重要だと感じています．

文　献

1) Ballentine NH：Polypharmacy in the elderly：maximizing benefit, minimizing harm. Crit Care Nurs Q, 31：40-45, 2008
2) Management of Chronic Insomnia Disorder in Adults：A Clinical Practice Guideline From the American College of Physicians. Ann Intern Med, 165, 2016
3) DeJong C, et al：Pharmaceutical Industry-Sponsored Meals and Physician Prescribing Patterns for Medicare Beneficiaries. JAMA Intern Med, 176：1114-1122, 2016
4) 日本製薬工業協会：第11回くすりと製薬産業に関する生活者意識調査 調査結果報告書．2017
   http://www.jpma.or.jp/about/issue/gratis/survey/pdf/11_all.pdf
5) Mayo Clinic：Mayo Clinic Shared Decision Making National Resource Center.
   https://shareddecisions.mayoclinic.org/
6) 厚生労働省：平成27年4月8日中医協資料 外来医療（その1）
   http://www.mhlw.go.jp/file/05-Shingikai-12404000-Hokenkyoku-Iryouka/0000081548.pdf
7) 厚生労働省：平成27年11月6日中医協資料 個別事項（その4 薬剤使用の適正化等について）
   http://www.mhlw.go.jp/file/05-Shingikai-12404000-Hokenkyoku-Iryouka/0000103301.pdf
8) Wallhagen MI & Pettengill E：Hearing impairment：significant but underassessed in primary care settings. J Gerontol Nurs, 34：36-42, 2008
9) Reidy A, et al：Prevalence of serious eye disease and visual impairment in a north London population：population based, cross sectional study. BMJ, 316：1643-1646, 1998

プロフィール　矢吹　拓　*Taku Yabuki*
国立病院機構 栃木医療センター 内科医長
（プロフィールはp.7参照）

特集 「薬を飲めない、飲まない」問題

総論2

服薬アドヒアランスとは？

青島周一

Point

- 服薬アドヒアランスに影響を与える因子として，年齢や認知機能の低下，有害事象に対する恐怖，用法・用量の複雑性などがあげられる
- 服薬アドヒアランスを向上・維持させることが，必ずしも患者アウトカムを改善させるとは限らない
- 服薬アドヒアランスの向上とは一体誰の「意志」によるものなのか，より慎重に考えることこそが肝要である

Keyword ▶ 服薬コンプライアンス　　コンコーダンス　　服薬アドヒアランス
healthy user effect　　healthy adherer effect

はじめに

　薬の効果を最大限に発揮させるために必要な要素は多岐にわたると思います．そのなかで，医師が意図した用法・用量通りに患者さんに服薬してもらうことは，1つの前提になるのだと思います．患者さんがテキトーに薬を飲むことを想定して処方するケースもあるかもしれませんが，やはり期待される薬の効果を得るためには，医師の指示通りに服薬してもらう必要があるでしょう．

　このような前提に垣間見えるのが，医療者の意図に患者さんが従順に応じる，という構造かもしれません．実際，そのような意味合いから，**服薬コンプライアンス**という言葉を用いることが多々ありました．コンプライアンス（compliance）という言葉には，「（要求・命令などに）応じること」，あるいは，「服従」，「盲従」などの意味が含まれています．一般的には，企業が法律や内規などの基本的なルールに従って活動することを指す企業コンプライアンスという言葉の方が，なじみがあるかもしれません．服薬コンプライアンスという言葉は，主に医療者が用いる特殊な言葉だったといえるでしょう．

しかしながら，企業コンプライアンスはともかく，服薬コンプライアンスという言葉は，医療者と患者さんとの間に，最初から差異性をもち込んだ概念です．つまり，医療者の指示に患者さんがどの程度従うか，という指標であり，ノンコンプライアンスという言葉は医療者の指示に従わない，治療が上手くいかないのは患者さん自身の問題であるというような，非対称な一方的価値を帯びています．実際には，こうした非対称性を意識してコンプライアンスという言葉を使っていたわけではないと思いますが，近年では服薬コンプライアンスではなく，**服薬アドヒアランス**という言葉が用いられるようになりました．

アドヒアランス（adherence）とは，「固執」であるとか，「執着」というような意味です．服薬アドヒアランスという場合には，患者さんが薬物治療に対してどれだけの関心があり，どれだけ積極的にかかわろうとしているのか，そういった思考的な枠組みが提示されているように思います．コンプライアンスからアドヒアランスへの言葉の変化は，治療へのかかわり方という視点において，患者さんの能動性が重視されるようになってきたということに他なりません．

また，こうした考え方の変化にはコンコーダンス（concordance）という概念が普及してきたことも影響しているようです．コンコーダンスとは，治療に関して患者さんの想いを尊重したうえで，医療者の方針と合意を形成していくという考え方であり，ここにはコンプライアンスという言葉に付着していた「非対称性」を解除するニュアンスが込められています[1]．

1 服薬アドヒアランスに影響を与える因子

1）服薬アドヒアランス低下の要因

服薬アドヒアランスに大きく影響を与える最も重要な因子は患者さんの治療に対する「関心」であるといえますが，その他にもさまざまな要因が影響しています．例えば，ビスホスホネート製剤のアドヒアランスに関する27研究のシステマティックレビュー[2]によれば，社会経済的および文化的要因，患者指導時の医師の参加，ジェネリック医薬品の使用，服用頻度（週1回か月1回か）などがアドヒアランスに影響を与える因子としてあげられています．

本邦における服薬阻害要因の影響を検討した報告[3]によれば，その要因として，年齢，職業の有無，食事の規則性，定期的な受診の有無，そして服薬に関する不快な経験の有無があげられています（表）．精神科領域においては，例えばうつ病患者の治療継続困難理由として，薬物依存への恐怖心，副作用への恐怖心などがあげられています[4]．実際，SSRIを服用中の患者さんでは，重篤な副作用を経験すると，服薬中断率が約2倍に増加することが報告されています[5]．

また，服薬アドヒアランスは，服薬管理能力と密接にかかわっています．これは，認知機能の低下したアルツハイマー病の患者さんと服薬アドヒアランスの関係を考えてみればわかりやすいかもしれません．認知機能が低下した患者さんの服薬アドヒアランスは10.7〜38％[6]と報告されており，これは後に述べるように，予防的治療の平均的な服薬アドヒアランス50〜60％と比べても低い数値といえます．

近年ポリファーマシー，いわゆる多剤併用をめぐる問題群が注目されていますが，多数の薬が処方されていれば，処方薬全体の用法が複雑になることも多々あります．こうした**投与レジ**

表 ◆ 服薬に影響を与える要因

			服薬実態		p
			服薬行動不良群	服薬行動良好群	
年齢	60歳未満	度数（%）	158（24.0%）	137（20.8%）	<0.001
	60歳以上	度数（%）	134（20.3%）	230（34.9%）	
職業	有職者	度数（%）	105（24.7%）	96（22.6%）	0.004
	無職者	度数（%）	86（20.2%）	138（32.5%）	
食事	不規則	度数（%）	13（2.0%）	5（0.8%）	0.016
	1日3回	度数（%）	278（42.3%）	361（54.9%）	
定期的な受診	あり	度数（%）	247（39.0%）	318（50.2%）	0.010
	なし	度数（%）	41（6.5%）	27（4.3%）	
不快な経験	あり	度数（%）	72（11.5%）	64（10.3%）	0.016
	なし	度数（%）	202（32.4%）	286（45.8%）	

度数：自己記入式アンケートにおける回答者数
（文献3より引用）

メンの複雑さは服薬アドヒアランス低下につながることが示されています[7,8]．合剤にすることで服薬アドヒアランス向上が示されている[9,10]ことからも，レジメンの複雑性は服薬アドヒアランスに影響を与える因子として重要だといえるでしょう．

2）服薬アドヒアランス低下要因としての心理的メカニズム

　服薬アドヒアランス低下の要因として，これまであげた要素の他に，**時間割引**（time discounting）という人のもつ思考の傾向性が影響しているかもしれません．時間割引とは，報酬が手に入る時点が今からどれくらい先かによって，その報酬の価値を割り引く傾向のことです．例えば，今すぐに10,000円もらえるのと，1年後に10,500円もらえるのと，皆さんはどちらを選ぶでしょうか．一般的には今すぐに10,000円もらえることを選択する人が多いでしょう．人間は報酬が手に入るのが遅くなればなるほどその価値を割り引いて考える傾向にあるのです．

　この「報酬」を「薬剤のベネフィット」に置き換えてみたらどうでしょうか．スタチン系薬剤についていえば，将来的な心血管リスクを低下させるというベネフィットを，薬を服用する患者さんが想像するのはとても困難なことです．それよりも今現在に起こりうる副作用リスクを重視したり，服薬の手間やコストを重視してしまうのは，価値の時間割引という人間の思考バイアスをふまえればよく理解できると思います．

> ▶ **薬の効果に関する価値の時間割引**
>
> 　慢性疾患用薬の効果は，今現在において期待されうる対症的な効果と，将来的なベネフィット，つまり予防的な効果に分けられます．例えば，糖尿病治療薬であれば，高い血糖値を下げるという対症的な効果と，将来起こりうる合併症発症リスクの低下という予防的な効果に分けて考えることができます．この対症的，予防的という視点は，それぞれ現在，未来という時間軸に対応しますが，価値の時間割引をふまえれば，将来的な合併症予防効果よりも，今現在における血糖コントロールを重視してしまう傾向があるとはいえないでしょうか．これはもちろん傾向性の問題ですから，価値の時間割引といっても，その割引の度合いは人によってさまざまでしょう．とはいえ，薬剤のリスク・ベネフィットを評価するうえでも，こうしたバイアスが少なからず影響しているように思います．

3）薬剤クラスにおける服薬アドヒアランスの相違

　これまで見てきたように，服薬アドヒアランスに影響を与える因子はさまざまですが，薬剤のクラスごとに差異はあるのでしょうか．7種類の薬剤とその服薬アドヒアランス（medication possession ratio：MPR，総投薬量に対する実服薬量の割合）を比較した研究[11]が2008年にBriesacherらによって報告されています．

　この研究によれば降圧薬，甲状腺機能低下症治療薬，2型糖尿病治療薬に比べて，痛風治療薬や骨粗鬆症治療薬，脂質異常症治療薬のアドヒアランスが低い傾向が示されています．このように薬剤クラスごとに服薬アドヒアランスに差異が見られるというのは，患者さんがどういった治療に関心をもつ傾向にあるのか，そうしたことが垣間見えるような気がしています．

　例えば，高血圧の患者さんのなかには，ご自宅にも血圧計があり，血圧手帳を使って毎日記録をつけている方も多くいらっしゃいます．血圧の変動はこうした患者さんにとっては降圧薬を服用することの関心を高める要因になるでしょう．一方で骨密度を自宅で定期的に測る骨粗鬆症の患者さんはほとんどいらっしゃらないと思います．したがって骨粗鬆症治療薬に対する関心は骨折などの経験がない限りはそれほど高くならないのかもしれません．

❷ 服薬アドヒアランスの実体と残薬問題

1）慢性疾患用薬の服薬アドヒアランス

　服薬アドヒアランスに影響を与える因子について考察してきましたが，改めてその実体について見ていきましょう．認知機能が低下した人の服薬アドヒアランスが低いことは先ほども少し触れましたが，一般的にも決して高いとはいえません．20研究376,162人を対象としたメタ分析[12]によると，予防的治療の服薬アドヒアランスは57％［95％信頼区間（CI）50〜64］という結果になっています（図1）．この研究では，一次予防の服薬アドヒアランスが50％［45〜56］，二次予防の服薬アドヒアランスが66％［56〜75］と報告されており，二次予防で服

Drug class	Primary prevention			Secondary prevention		
	Number of studies		Adherence (%, 95%CI)	Number of studies		Adherence (%, 95%CI)
Aspirin	0		-	2	◇	65 (53, 77)
ACE inhibitors	9	◇	56 (49, 64)	6	◇	70 (66, 75)
ARB's	6	◇	61 (51, 70)	0		-
Beta blockers	6	◇	44 (38, 51)	7	◇	62 (49, 76)
CCB's	8	◇	48 (38, 58)	2	◇	76 (69, 82)
Diuretics	7	◇	42 (34, 50)	0		-
Statins	4	◇	57 (51, 64)	7	◇	76 (70, 82)

図1 ◆ 予防的治療薬の服薬アドヒアランス
(文献12より転載)

薬アドヒアランスが高い傾向にあるようです.これはやはり治療に対する患者さんの関心が大きく影響しているようにも思えます.過去に経験した重篤なイベントが,治療への関心を高め,積極的に薬物療法を受けようとするふるまい,つまり服薬アドヒアランスが向上する要因となっているのかもしれませんね.

2) 精神科系薬剤の服薬アドヒアランス

服薬アドヒアランスがあまりよくない傾向は精神科領域でも同様のようです.うつ病の患者さんにおいて,診療ガイドライン推奨治療を行った場合,その服薬アドヒアランス良好者は25〜50%にすぎないという報告[13]があります.また,精神科診療,プライマリ・ケア診療,いずれにおいても患者さんの約50%が治療早期に抗うつ薬療法を中止しているといわれています[14].

3) 残薬の発生要因と残薬解消へのアプローチ

服薬アドヒアランスが悪いにもかかわらず,定期的に薬剤が処方され続けると,当然ながら患者さんのご自宅には薬の在庫が増えていくわけです.潜在的な飲み忘れなどによる年間薬剤費,つまり残薬は後期高齢者だけでも474億円と推計されています[15].

こうした傾向は高齢者だけに限りません.児童の保護者600人を対象とした調査でも,90.3%が服用忘れを経験し,自己判断で服用を止めたことがある人は71.8%と報告されています[16].

残薬発生理由について,「平成26年医療課委託調査(薬局の機能にかかわる実態調査)」の報告を参照すれば,飲み方の複雑性,自己判断,受診間隔,外出時の持参忘れなどが主要な要因としてあげられています[17] (図2).

こうした残薬解消へのアプローチとして高齢者の薬物治療における残薬発生・長期化の要因に関する質的研究[18]では,以下のものがあげられています.

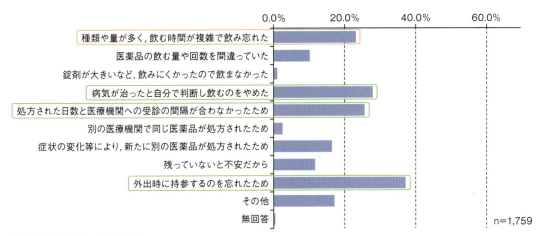

図2 ◆ 残薬発生の主な理由
（文献17より引用）

① 【薬に対する不信】をとり除くこと
② 【服薬に対する認識のズレ】を是正するために，薬の正しい使い方を薬剤ごとに指導すること
③ 【薬物治療に対する諦め】を弱め，患者からの相談行動を促すために，薬剤師は処方のチェックや併用薬の確認を通じて患者の薬物治療をサポートする存在であることを知らせ【医療者との心理的な距離感】を改善することで，納得した薬物治療に導くこと
④ 正しい服薬目標を患者と共有することで，【自分の服用状況に対する肯定】や【残薬の肯定】による患者なりの服薬状況と，医療者側の理想の服薬状況のズレを解消すること

　上記のようなアプローチの背景には，服薬アドヒアランスを向上させることが患者さんの予後改善につながっているという前提が存在しているように思います．確かに服薬アドヒアランスを改善することは残薬問題を解消に導き，無駄な医療コスト削減に寄与するものと考えられます．しかしながら，服薬アドヒアランス向上が本当に患者さんの予後改善につながるものなのでしょうか．

❸ 服薬アドヒアランスと患者アウトカム

　心血管疾患に対する薬物療法の服薬アドヒアランスと，心血管疾患，総死亡の関連を検討した観察研究のメタ分析[19]によれば，服薬アドヒアランス不良群に比べて，服薬アドヒアランスが良好である群では，患者アウトカムも改善することが示されています．
　このメタ分析では44研究に参加した1,978,919人が解析対象となりました．その結果，心血管疾患の相対リスク［95％CI］は，スタチン系薬剤0.85［0.81〜0.89］，降圧薬0.81［0.76

～0.86］，また総死亡の相対リスク［95％CI］は，スタチン系薬剤0.55［0.46～0.67］，降圧薬0.71［0.64～0.78］と，いずれも有意に低下しました．

この他，服薬アドヒアランスの向上と患者アウトカムの改善の関連は，抗凝固薬[20]，ビスホスホネート製剤[21]，スタチン系薬剤[22, 23]，降圧薬[24]，喘息患者の吸入ステロイド薬[25, 26]，抗うつ薬[27]など，多くの薬剤で示されています．

4 服薬アドヒアランスと交絡因子

服薬アドヒアランスと患者アウトカムの関係を報告した研究の多くがランダム化比較試験のような介入研究ではなく，コホート研究をはじめとする観察研究です．こうした観察研究の結果を評価するにあたり**交絡**という概念が重要になるわけですが，服薬アドヒアランスに関する観察研究の交絡の影響として，特に重要なのがhealthy user effectとhealthy adherer effectです[28]．

> **交絡とは…**
>
> あるアウトカムについて2つ以上の要因が考えられた場合，それぞれの要因がどの程度アウトカムに影響しているか区別できないとき，これらの要因は**交絡**しているといいます．例えば，心筋梗塞の発症において，コーヒーの摂取量と相関関係が示されたとしても，それはコーヒーの摂取で心筋梗塞発症リスクが増加したというよりは，コーヒーを摂取する人は喫煙者である割合が高く，喫煙により心筋梗塞の発症リスク増加がもたらされた可能性が高いでしょう．この場合，喫煙が**交絡因子**（confounder）となります．交絡因子とは年齢や性別など，曝露（要因）と疾病発生（アウトカム）の関係に影響を与え，真の関係とは異なった観察結果をもたらす第3の因子のことです．

1）Healthy user effect

ある予防的治療を受けている人は，他の予防医療サービスを受けようとしたり，他の健康志向的な行動をとる傾向にあり，こうしたふるまいがもたらす影響をhealthy user effectと呼びます．例えば，スタチン系薬剤のような予防的薬物療法を受けている患者さんでは，そうでない患者さんに比べてより健康な食事を摂り，車を運転するときにシートベルトを着用し，タバコを吸わないなど，スタチン系薬剤を服用していない人に比べて，健康的な行動をとる傾向にあるようです．

実際，スタチン系薬剤の服用を開始した患者さんでは，そうでない患者さんに比べて，インフルエンザワクチン，肺炎球菌ワクチン，骨密度検査など，予防に関連する医療サービス利用頻度が高く，さらに喘息や慢性閉塞性肺疾患（COPD）患者では当該呼吸器疾患による入院リスクが低いという研究が報告されています[29]．

また，スタチン系薬剤では肺炎リスク低下を示唆した報告[30～32]がありますが，"healthy user effect"を考慮して入念に交絡補正を行うと，その関連性は認めないとする報告[33]もあります．

2) Healthy adherer effect

　Healthy adherer effectとは，予防的治療のアドヒアランスが良好な患者さんでは，不良な患者さんよりも他の健康行動に関与する可能性が高く，こうしたふるまいが臨床アウトカムに与える影響のことです．Healthy user effectと非常によく似た概念であり，どちらも当該予防的治療以外のアウトカムに影響を及ぼす健康行動の効果という点では共通しています．ただ，その関心がアドヒアランスにある点で異なっています．例えば，スタチン系薬剤のような予防的薬物療法の服薬アドヒアランスが良好な患者さんは，そうでない患者さんに比べて，スクリーニング検査や予防接種など，予防医療サービスを受ける可能性が高いことが示されています[29, 34]．

❺ 服薬アドヒアランスの向上がもたらすもの

1） 介入研究と観察研究の相違

① 観察研究から考えられる可能性

　少し整理しましょう．ある予防的治療薬を服用している患者さんは，他の予防的治療や健康行動に関与する可能性が高く（healthy user effect），予防的治療薬のアドヒアランスが良好な患者さんも同様に，他の予防的治療や健康行動に関与している可能性が高い（healthy adherer effect）のです．観察研究で示されている服薬アドヒアランスが良好な患者さんの予後は良好である，という結果は，こうしたhealthy user effectやhealthy adherer effectが大きく影響しているように思います．少なくとも，良好な服薬アドヒアランスによりもたらされる薬の薬理学的作用のみが患者さんの予後を改善しているわけではないといえるでしょう．

② 介入研究から考えられる可能性

　うつ病に対する抗うつ薬のアドヒアランスに関して興味深い研究が報告されています．この研究は三環系抗うつ薬で治療を開始した250人の患者を対象に，アドヒアランス改善介入の有用性を検討したランダム化比較試験です[35]．アドヒアランス改善介入として，治療リーフレットを用いた介入，薬物治療に関するカウンセリングを行う介入，あるいはその両方の介入と，通常ケアの4群を比較しています．

　その結果12週後の治療継続（つまりアドヒアランス良好者）はカウンセリングを受けていない患者で39％，カウンセリングを受けた患者では63％と，約2.7倍多いというものでした（オッズ比2.7［95％CI 1.6〜4.8］NNT＝4）．ちなみに，治療リーフレットのみではアドヒアランスは改善しなかったそうです．まあ，それはそれでよいのですが，注目すべきもう1つの結果は，カウンセリングを受けた群と，受けていない群で，うつ症状に明確な差が認められなかったというものです．臨床アウトカムに差が出なかったのは，研究に参加した症例の数が少なかったせいかもしれないですが，アドヒアランス改善介入を積極的に行っても，臨床アウトカムが明確に改善するわけではない可能性が示されています．これは観察研究とは対照的な結果ですよね．

服薬アドヒアランスが高い人では，潜在的に多くの健康アウトカム改善につながる因子に曝露されている可能性があって，良好な服薬アドヒアランスによりもたらされる薬剤効果が，患者さんの予後に与えるインパクトはそれほど大きくないのかもしれません．Healthy user effectやhealthy adherer effectの存在は，介入研究と観察研究で結果が一致しないことに裏打ちされているように思います．

2）服薬アドヒアランス向上がもたらすもの

もちろん，精神科領域では患者さんが積極的に治療にかかわろうとする態度の変容だけでも，その後の治療がよい方向に向かう可能性があるわけです．したがって，服薬アドヒアランスの向上に関する介入がすべて無駄だと主張するつもりはありません．

しかしながら，2006年に報告された服薬アドヒアランスと患者予後の関連を検討したメタ分析[36]は大変興味深いものでした．この研究は21研究46,847例を対象としたメタ分析で，薬物治療全体としては，服薬アドヒアランス良好者で死亡リスクが低いという結果になっています．（オッズ比0.56［95％CI 0.50〜0.63］）．ところが，リスクが高い薬物療法における服薬アドヒアランス良好者では，死亡リスクは低下するどころか，上昇したのです（2.90［1.04〜8.11］）．

近年注目されているポリファーマシーに関連して，潜在的不適切処方（potentially inappropriate medications：PIMs）という概念がありますが，こうした潜在的に薬物有害事象の発生が懸念される薬剤の服薬アドヒアランスを向上させることは，むしろ患者アウトカムの悪化を招く危険性があるかもしれません．もちろんPIMsの服薬アドヒアランスと有害アウトカムの関連というのは，この研究結果から推測した筆者の仮説にすぎませんが，それまで明らかに服薬できていなかった降圧薬や血糖降下薬を，しっかり服薬させれば，急激な血圧低下や血糖の低下が起こり，場合によっては重篤な有害事象発生につながりかねないことは経験的にも明らかでしょう．

少なくとも，服薬アドヒアランスを向上・維持させることが，必ずしも患者アウトカムを改善しているわけではないのです．そもそも服薬アドヒアランスを上げるべきとわれわれが考えている薬剤が，患者さんに対して十分なベネフィットをもたらすものなのか，前提としてそうした評価が必須なのだといえましょう．ベネフィットが見込めず，リスクが懸念されるような薬剤は，服薬アドヒアランス云々の前に，そもそも不要な薬剤であり，むしろ服用しない方がよいのです．残薬問題で話題になることの多い無駄な医療コストは，服薬アドヒアランスの向上で解消できることもあれば，そもそもそんな治療はしないという判断で解消できることもあるでしょう．

話題をもとに戻しましょう．この研究ではさらに驚くべき解析結果が報告されています．それは，**プラセボの服薬アドヒアランスが高くても死亡が低い**というものです（0.56［0.43〜0.74］）．

実は，プラセボの服薬アドヒアランスと患者アウトカム予後改善効果については，2014年にもメタ分析[37]が報告されており，プラセボ治療における良好な服薬アドヒアランスは，服薬アドヒアランス不良と比べて，心血管死亡が有意に低下するという結果でした（0.68［0.60〜

0.77］)．これはhealthy adherer effectの存在を示唆する端的な例ということができると思います．

❻ まとめ

　薬を積極的に服用することで，病気に対する健康上の不安を解消できる人もいるでしょう．しかし，できれば薬を飲みたくない人も少なからず存在します．こうした人は，健康的に生きるためには薬を飲むよりほかないというように，なかば受動的に薬を「飲まされている」かもしれません．コンプライアンスからアドヒアランスへと言葉が変われど，受動的受従性から能動的受従性へのシフトにすぎず，真に患者さんの能動性，つまりそこに患者さん固有の意志が存在しているかと問われれば，そうでもない可能性があります．

　確かに患者さんが薬を飲んだり，医療を受けようとする行為は方向性としては能動的だと言えます．そして，そこには明確な患者さんの「意志」が存在するように思えますし，医療を受けさせられているとか，薬を飲まされている，といった受動的な要素は少ないように思うかもしれません．しかし，ここで問うているのは受動的な要素が存在しないと言い切れるかどうかというテーマです．患者さんにとってみれば，受動性にしろ，能動性にしろ，自らの意志が前景化しないまま，治療を受け続けている人も少なからず存在するように思います．

　アドヒアランスの向上とはよく聞く言葉ですが，それは誰の意志によるものなのでしょうか．医療者なのでしょうか，それとも患者さんなのでしょうか．コンプライアンスからアドヒアランスへの言葉の変化は一見すると好印象なのですが，医療者，患者さん双方の意志の存在をより希薄化させてしまったようにも思います．それがよいことなのか，悪いことなのかはひとまず置いておいても，薬を飲むのは一体誰の意志によるものなのか，もう一度すべての医療者が改めて振り返ってみてもよいテーマのように思います．

　"Healthy adherer effect"という概念は単にアドヒアランスを向上させればよいという問題でなく，患者個別の事情，考え方，価値観をふまえたうえで，治療に対する想いや関心を念頭に置いて薬物療法を考えていく必要があることを浮き彫りにさせます．こうした視点のなかに，薬を服用したくない患者さんの想いに対してどう向き合えばよいのか，そのヒントが隠されているように思います．

文献

1) Aronson JK：Compliance, concordance, adherence. Br J Clin Pharmacol, 63：383-384, 2007
　↑ コンプライアンス，コンコーダンス，アドヒアランスに関する総説です．概念の違いなどがわかりやすく解説されています．
2) Vieira HP, et al：Bisphosphonates adherence for treatment of osteoporosis. Int Arch Med, 6：24, 2013
3) 小山内康徳，他：内服薬服用者を対象とした服薬行動に関する服薬阻害要因の影響．社会薬学，34：72-80，2015
　http://doi.org/10.14925/jjsp.34.2_72
4) Melartin TK, et al：Continuity is the main challenge in treating major depressive disorder in psychiatric care. J Clin Psychiatry, 66：220-227, 2005

5) Goethe JW, et al：Selective serotonin reuptake inhibitor discontinuation: side effects and other factors that influence medication adherence. J Clin Psychopharmacol, 27：451-458, 2007

6) Smith D, et al：A systematic review of medication non-adherence in persons with dementia or cognitive impairment. PLoS One, 12：e0170651, 2017

7) de Vries ST, et al：Medication beliefs, treatment complexity, and non-adherence to different drug classes in patients with type 2 diabetes. J Psychosom Res, 76：134-138, 2014

8) Claxton AJ, et al：A systematic review of the associations between dose regimens and medication compliance. Clin Ther, 23：1296-1310, 2001

9) Bangalore S, et al：Fixed-dose combinations improve medication compliance: a meta-analysis. Am J Med, 120：713-719, 2007

10) Thom S, et al：Effects of a fixed-dose combination strategy on adherence and risk factors in patients with or at high risk of CVD: the UMPIRE randomized clinical trial. JAMA, 310：918-929, 2013

11) Briesacher BA, et al：Comparison of drug adherence rates among patients with seven different medical conditions. Pharmacotherapy, 28：437-443, 2008

12) Naderi SH, et al：Adherence to drugs that prevent cardiovascular disease: meta-analysis on 376,162 patients. Am J Med, 125：882-887.e1, 2012

13) Trivedi MH, et al：Consensus recommendations for improving adherence, self-management, and outcomes in patients with depression. CNS Spectr, 12：1-27, 2007

14) Sansone RA & Sansone LA：Antidepressant adherence: are patients taking their medications? Innov Clin Neurosci, 9：41-46, 2012

15) 日本薬剤師会：後期高齢者の服薬における問題と薬剤師の在宅患者訪問薬剤管理指導ならびに居宅療養管理指導の効果に関する調査研究報告書（平成19年度老人保健事業推進費等補助金（老人保健健康増進等事業））．p11, 2008
http://www.nichiyaku.or.jp/action/wp-content/uploads/2008/06/19kourei_hukuyaku1.pdf

16) くすりの適正使用協議会：くすりの服用に関する実態調査．2009
https://www.rad-are.com/box/story/index.php?id=97

17) 中央社会保険医療協議会 総会（第311回）個別事項（その4　薬剤使用の適正化等について）総－3．p39, 2015
http://www.mhlw.go.jp/file/05-Shingikai-12404000-Hokenkyoku-Iryouka/0000103301.pdf

18) 中村友真, 他：高齢者の薬物治療における残薬発生・長期化の要因に関する質的研究．社会薬学, 35：2-9, 2016
http://doi.org/10.14925/jjsp.35.1_2

19) Chowdhury R, et al：Adherence to cardiovascular therapy: a meta-analysis of prevalence and clinical consequences. Eur Heart J, 34：2940-2948, 2013

20) Shore S, et al：Adherence to dabigatran therapy and longitudinal patient outcomes: insights from the veterans health administration. Am Heart J, 167：810-817, 2014

21) Hadji P, et al：GRAND: the German retrospective cohort analysis on compliance and persistence and the associated risk of fractures in osteoporotic women treated with oral bisphosphonates. Osteoporos Int, 23：223-231, 2012

22) Rannanheimo PK, et al：Impact of Statin Adherence on Cardiovascular Morbidity and All-Cause Mortality in the Primary Prevention of Cardiovascular Disease: A Population-Based Cohort Study in Finland. Value Health, 18：896-905, 2015

23) Serban MC, et al：Statin Intolerance and Risk of Coronary Heart Events and All-Cause Mortality Following Myocardial Infarction. J Am Coll Cardiol, 69：1386-1395, 2017

24) Kim S, et al：Medication Adherence and the Risk of Cardiovascular Mortality and Hospitalization Among Patients With Newly Prescribed Antihypertensive Medications. Hypertension, 67：506-512, 2016

25) Engelkes M, et al：Medication adherence and the risk of severe asthma exacerbations：a systematic review. Eur Respir J, 45：396-407, 2015

26) Suissa S, et al：Low-dose inhaled corticosteroids and the prevention of death from asthma. N Engl J Med, 343：332-336, 2000

27) Ho SC, et al：Clinical and economic impact of non-adherence to antidepressants in major depressive disorder: A systematic review. J Affect Disord, 193：1-10, 2016

28) Shrank WH, et al：Healthy user and related biases in observational studies of preventive interventions: a primer for physicians. J Gen Intern Med, 26：546-550, 2011

　　↑ 予防的治療を検討した観察研究に入り込むバイアスに関する総説論文です．healthy user effect、healthy adherer effectの違いなどが解説されており，アドヒアランスに対する考察のみならず，疫学を学ぶうえでも一読の価値ありです．

29) Patrick AR, et al：The association between statin use and outcomes potentially attributable to an unhealthy lifestyle in older adults. Value Health, 14：513-520, 2011
30) van de Garde EM, et al：Statin treatment and reduced risk of pneumonia in patients with diabetes. Thorax, 61：957-961, 2006
31) Vinogradova Y, et al：Risk of pneumonia in patients taking statins：population-based nested case-control study. Br J Gen Pract, 61：e742-e748, 2011
32) Nielsen AG, et al：The impact of statin use on pneumonia risk and outcome: a combined population-based case-control and cohort study. Crit Care, 16：R122, 2012
33) Dublin S, et al：Statin use and risk of community acquired pneumonia in older people: population based case-control study. BMJ, 338：b2137, 2009
34) Brookhart MA, et al：Adherence to lipid-lowering therapy and the use of preventive health services: an investigation of the healthy user effect. Am J Epidemiol, 166：348-354, 2007
35) Peveler R, et al：Effect of antidepressant drug counselling and information leaflets on adherence to drug treatment in primary care: randomised controlled trial. BMJ, 319：612-615, 1999
36) Simpson SH, et al：A meta-analysis of the association between adherence to drug therapy and mortality. BMJ, 333：15, 2006
    ↑ 服薬アドヒアランスと患者アウトカムを考えるうえで重要な論文だと思います．プラセボのアドヒアランスが良好でも死亡リスクが低くなるという結果には哲学的な何かを感じました．
37) Yue Z, et al：The effect of placebo adherence on reducing cardiovascular mortality: a meta-analysis. Clin Res Cardiol, 103：229-235, 2014
38) 「時間・自己・物語」（信原幸弘／編著，佐金 武，他／著），春秋社，2017
    ↑ 価値の時間割引については，行動経済学や心理学に関する書籍にも記載があるかと思いますが，医療従事者であれば上記の書籍が興味深いと思います．主観的時間をめぐる哲学書ではありますが，初学者にもわかりやすく書かれています．
39) 「中動態の世界―意志と責任の考古学」（國分功一郎／著），医学書院，2017
    ↑ 受動的に薬を「飲まされている」可能性について考えさせられる書籍です．服薬アドヒアランスのみならず，インフォームドコンセント，医療倫理など，臨床におけるこれまでの常識的なパラダイムを180°変えること間違いありません．

プロフィール　青島周一　*Syuichi Aoshima*
医療法人社団 徳仁会 中野病院 薬局
高齢者薬物療法にかかわることの多い薬剤師ですが，哲学にも興味があります．薬剤師によるEBMの実践とその普及活動をしています．

特集　「薬を飲めない、飲まない」問題

各論1
高齢者の飲めない

小林正樹

Point

- 高齢者を診るときは薬が飲めない可能性を意識しましょう
- 高齢者のアドヒアランスには薬以外にも身体的，精神的，社会的なさまざまな因子が影響することをおさえましょう
- アドヒアランスへの介入は多面的な評価とともに個別性が必要です

Keyword ▶　高齢者　　アドヒアランス　　多面的　　個別性

はじめに

　アメリカのある外科医の先生の言葉に"Drugs do not work in patients who do not take them"という格言があります．当たり前かもしれませんが，薬を飲まないあるいは飲めなければよい意味でも悪い意味でも薬の影響はないわけです．米国では処方されている薬剤の約1/3が高齢者への処方とされています．また高齢者のなかで1種類以上の処方を受けている人は8割以上にものぼり，5種類以上の処方を受けている人は約1/3という疫学調査があります[1]．

　多くの処方が高齢者に対してなされているなか"薬を飲めないこと"は高齢者の医療において大きな問題といえます．

　高齢者のアドヒアランスに関する観察研究は全体的にそれほど高くないという報告が多く，低いものだと20％程度という報告すらあります．実際，アドヒアランス低下は健康への害に影響するといわれ，薬剤関連で急性期病院に入院した高齢者でアドヒアランス低下に関する薬剤有害事象の割合は約10％という報告もあります[2]．さらにアドヒアランス不良は疾患の重症度へ影響したり，時に致命的な問題になることさえあります．またアドヒアランス低下に関連した医療費として1年で1,000億円という報告もあります[3]．

　このように高齢者の"薬を飲めないこと"は大事な問題です．本稿では高齢者特有の問題を意識しながら考えていきたいと思います．

> **今回の患者さん**
>
> 　88歳女性．近医の内科に糖尿病（網膜症あり），高血圧，発作性心房細動，胃潰瘍既往（ピロリ菌除菌済み），不眠症にて2〜3年通院をされています．夫は20年前に他界し，アパートの1階で1人暮らし．娘はいますが，他県に在住．ADLは自立されており，月に1度は内科に通院をしています．ただ，この1年ほど体調は悪くないようですが，不定期に来院し，処方を受けることがときどきありました．
>
> 　内服薬は以下です．
>
> - フルニトラゼパム1 mg錠（サイレース®）　　1回1錠　　1日1回（眠前）
> - ロラゼパム0.5 mg錠（ワイパックス®）　　1回1錠　　1日1回（眠前）
> - グリメピリド1 mg錠（アマリール®）　　1回1錠　　1日1回（朝食後）
> - ビルダグリプチン50 mg錠（エクア®）　　1回1錠　　1日2回（朝夕食後）
> - ベラパミル40 mg錠（ワソラン®）　　1回1錠　　1日2回（朝夕食後）
> - メコバラミン500 μg錠（メチコバール®）　　1回1錠　　1日3回（毎食後）
> - フロセミド20 mg錠（ラシックス®）　　1回1錠　　1日1回（朝食後）
> - ファモチジン10 mg錠（ガスター®）　　1回1錠　　1日2回（朝夕食後）
> - 抑肝散　　1回1包（2.5 g）　　1日3回（毎食後）
> - 塩化カリウム600 mg錠（スローケー®）　　1回1錠　　1日2回（朝夕食後）
> - アムロジピン5 mg錠（ノルバスク®）　　1回1錠　　1日1回（朝食後）
>
> 　今回転倒による上腕骨骨折にて急性期病院へ入院となりました．薬剤師がこれまでの持参薬を確認したところ，ご本人は薬の内服理由を知らないようであり，さらに自宅にあったという薬を見ると数がばらばらでした．そこで薬剤師からの連絡を受けた整形外科主治医より，内科へ相談がありました．入院時血圧110/74 mmHg，脈拍は64/分（整），血液検査では腎障害はなく，HbA1cは6.9％でした．
>
> 　ご本人に薬のことを聞くと「夜は寝るときに睡眠剤を飲んでいるわよ．大きい薬はつまってしまいそうだから飲んでいないかな．なんだか薬が多いわね」

1　高齢者が薬を飲めない理由とは

　高齢者に限らず，一般的なアドヒアランス低下の因子があります（表）．高齢者の場合は特に多面的に評価を行う必要があります．今回はそのなかでも高齢者特有の問題点を中心に見ていきたいと思います．

1）身体的な問題

　アドヒアランスに関連する身体的な問題のなかで高齢者特有の問題は，**感覚障害，摂食嚥下障害**による影響があげられるかと思います．

a）感覚障害

　視力，聴力は加齢に伴って変化するものです．

　視力は身体機能低下，QOL低下，転倒，抑鬱，認知機能低下などさまざまな生活機能に影響します．そのなかで高齢の外来患者における視力障害と薬剤管理についての観察研究があり，視力障害がある高齢者の方が2.8倍薬剤管理に援助が必要という結果がでています[5]．また，そ

表 ◆ アドヒアランスに影響する因子

社会・経済的な因子	患者の状態の因子
● 家族サポート（サポートの程度 / 介護力 / 経済的サポート / 心理的サポート） ● 家族や介護者因子（家族間の衝突 / 教育歴 / 家族の人数 / 疾患への考え方 / 疾患への理解 / 精神疾患の家族の有無） ● 社会サポート（地域の社会資源 / 異文化 / 心理的サポートのある地域資源） ● 疾患に対しての社会での偏見（家族や友人の疾患への偏見 / 精神疾患への陰性な態度） ● 薬剤の費用 ● 社会経済的な身分（収入面）	● 症状の有無 ● 疾患の重症度 ● 臨床的な改善の有無 ● 精神疾患の有無 ● 特殊な疾患（肺結核 / 慢性腎不全進行期 / 関節リウマチ / 悪性腫瘍 / うつ病 / 糖尿病など） ● 疼痛の有無 ● 治療期間
ヘルスケアチームやシステムの因子	**治療に関連する因子**
● ヘルスケアへの障害（地域在住 / 医療機関への距離 / 薬局までの距離 /） ● 専門科による処方 ● 薬剤投与についての情報提供（薬剤の効果，副作用の説明 / 処方する医師数 / 病院や医師による治療の違い / 複数の薬局 / 薬剤に対しての医師の説明） ● 医療者と患者のコミュニケーション ● フォローアップ（退院計画 / 外来通院の頻度 / 診察する医師数）	● 薬剤の副作用 ● 薬剤レジメン（投与経路 / 投与回数 / 薬剤数など） ● 薬剤効果 ● 治療期間 ● 薬の種類 ● 十分に組織化された治療（高度な医療機関 / モニタリングされている）
	患者に関連する因子
	● 年齢 ● 性別 ● 結婚の有無 ● 教育歴 ● 家屋の環境 ● 認知機能 ● 疾患や治療への知識 ● 健康への思い ● 心理学的な状態 ● アルコールや薬剤の乱用 ● 合併症の程度

（文献4を参考に作成）

のなかで視力障害における薬剤管理において「薬剤のラベルが読めない」，「補助具を要する」，「薬剤を区別することが難しい」，「PTP包装が開けられない」のような問題点があげられています．

聴力に関しても4種類以上の投薬を受けている高齢者のアドヒアランスにおいて聴力障害がリスクになるという報告もされています[6]．薬剤を投与することの理解，薬剤投与方法についての理解，そして医療者とのコミュニケーションの問題が影響するのではないかと思われます．

b）摂食嚥下障害

摂食嚥下障害は高齢者特有のアドヒアランスに関連する問題です．以下薬剤と摂食嚥下障害について述べたいと思います．

① 嚥下障害の機序

嚥下障害については**口腔咽頭期**の嚥下障害と**食道期**の嚥下障害の大きく2つに分かれます．前者には脳血管障害，神経難病，認知症，咽喉頭の腫瘍による器質的疾患などがあげられます

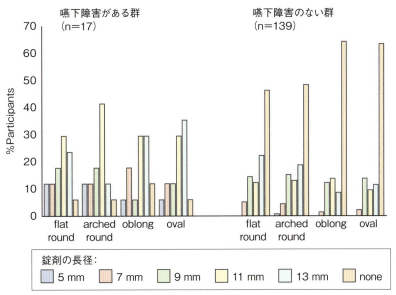

図 ◆ 嚥下障害と錠形
none：分散錠，発泡錠，口腔内崩壊錠
（文献5より引用，ただし凡例は筆者により追加）

が，これらは"飲み込むときが難しい"という症状が特徴的です．自覚的な評価以外には簡易的なものとして水飲みテスト（MWST）や反復唾液飲みテスト（RSST）で嚥下評価できます．一方で，後者は食道がん，憩室，アカラシアなどがあげられますが，これらは"飲み込んだ後が難しい"という症状が特徴です．そのため特に後者の場合は一見薬剤など飲み込むことはできますので注意が必要です．

② 薬剤の性状

特に問題になるのは薬剤の形状です．156人の外来高齢患者における嚥下障害がある群とない群（質問紙表による）で比較した薬剤形状に関する観察研究があります[7]．図のとおり嚥下障害がある群では11mmを超えるような薬剤になると内服困難な患者の割合が増加しています．一方，分散錠，発泡錠や口腔内崩壊錠は好まれると報告されています．そのため外来においても摂食嚥下障害がある患者さんでは薬剤の性状も意識した投薬が必要になるかと思います．

③ 薬剤による嚥下障害

また，摂食嚥下障害の原因が薬剤であるということもあり，medication-induced dysphagiaというトピックがあります．実際，約160種類ほどの薬剤がadverse drug reactionとして嚥下障害を起こしうるといわれています．具体的には運動神経に影響する薬剤（ドパミン，GABA，セロトニンといった神経伝達物質に影響する薬剤），口渇（抗コリン薬），消化管蠕動機能に影響する薬剤（抗精神病薬，抗ヒスタミン薬），中枢神経系に影響する薬剤（意識，嚥下機能，運動機能，感覚機能への影響やミオパチーを引き起こす機序による，具体的には抗てんかん薬，ベンゾジアゼピン系薬剤など）などがあげられます．Medication-induced dysphagiaは時に見逃されやすいため注意が必要です[8]．

2）認知機能の問題

●認知機能障害

　高齢者では，身体機能の変化に加えて，認知機能障害がアドヒアランス低下に影響します．薬剤のアドヒアランスを維持するためにいくつかの薬剤管理の手続き（処方を受ける，薬剤の理解，内服のスケジュールと調整，継続的な薬剤処方を受ける，間違った場合に気づき，解決するなど）が必要になってきます（各論6「飲めないときの対処法：薬剤経路の変更」を参照）．高齢者のアドヒアランスの低下と認知機能障害に関しての研究のなかでは，特に記憶障害と遂行機能障害が影響する因子という報告があります[9]．薬を飲むという行為を行うためには前述のようなさまざまな認知機能が必要になります．

　薬剤アドヒアランスを評価する方法としてperformance-based assessmentとしてDRUGS（drug regimen unassisted grading scale）[10]やthe MedTake test[11]やMAT（medication administration test）[12]やthe MMAA（medication management ability assessment）[4]などがあります．ただし，認知症の高齢者の場合は認知症の程度，また意思や協力によって評価困難な場合があります．そのため，まずは認知機能障害があることに気づくことが大事なポイントです．

> ➡ **ここが総合診療のポイント**
>
> 　高齢者では，外来でこれまでと異なる行動をみたときや介護者からの情報などにより認知機能障害の可能性を常に意識しておく必要があります．

3）治療薬のレジメンの複雑性の問題

　治療レジメンの複雑性としては，薬剤の複雑な投与方法（頻回の投与やスケジュールの複雑さ），投与経路の問題（内服，注射），ポリファーマシーなどがあげられます（各論6を参照）．治療のレジメンの複雑性はこれまでの高齢者の特徴を考慮するとアドヒアランスを低下させる可能性はありますよね[13]．ポリファーマシーへの介入のなかでは薬剤の適切度を評価するという考えがあります．治療薬のレジメンにおいても複雑さを定量化することで評価する方法にmedication regimen complexity index（MRCI）というツールがあります[14]．大きく，「剤形」，「投与頻度や投与に必要な作業」で分かれたチェック項目があり，スコアが大きいほど複雑性が高いというものです．**特に高齢者ではこの複雑性が服薬アドヒアランスに影響しやすいところがあるためレジメンを意識することは大切です．**

4）フォローアップや退院計画

　病院から退院するときの計画のなかに薬剤の確認（退院処方の薬の内容，飲み方の確認）があると思いますが，この退院計画やフォローもアドヒアランスに関連します[15]．残念ながら退院調整での薬剤の確認は再入院率を減らさないという報告もあります[16]が，adverse drug eventsを減らすという報告もあります[17]．アドヒアランスを考えたときにこれまで**内服をしていた薬剤，中止・開始になった薬剤については適切な情報共有が必要です．**特に高齢者の場合

には本人だけではなく家族などの介護者とも情報共有が必要です．実際，急性疾患の高齢者で自宅退院後に薬剤の理解を確認した前向きコホート研究では中止や再開や新規など含めて変更になった薬剤について60～80％程度を理解していないという報告もあるくらいです[18]．

❷ 対応策について

高齢者のアドヒアランスをあげるためにはどのように対応を考えていけばよいでしょうか．**高齢者の場合は多様な因子がありますので，教育やレジメンの工夫に加えて，多職種連携**（各論7「飲めないときの対処法：多職種連携」）**と個別性に応じた介入が大切になってきます**[3, 19]．そのなかで高齢者を意識したポイントを以下の対応策としてあげてみます．

1）服薬アドヒアランスの低下に気づく

まずは**医療者がアドヒアランスの低下に気づくことが大切です**．今回の症例のように外来が不定期になったことや行動変化などの認知機能の側面からもわかることもありますが，治療抵抗性，入院，介護申請導入などを契機に明らかになることもあり，タイミングは重要です．

2）投与のレジメンと服薬アドヒアランスの重要性を説明する

アドヒアランスの重要性を説明するには，まず疾患や薬剤についての教育が大切です．高齢者に限りませんが，疾患や薬剤をどの程度理解しているかを確認する必要があります．時に薬剤に関連する疾患や中止することが難しい薬剤もありますので，患者さんの理解や思いも知りながら教育を行う必要があります．アドヒアランス向上という意味では日記のように薬剤管理をセルフモニタリングするという方法もあります．

ただ，高齢者の場合には認知症などで理解が難しい場合もあり，その場合は後述しますが，介護者への説明，教育も大切になります．介護者の患者さんへのアドヒアランスという側面もでてきますので．

3）レジメンをシンプルにする

ピルケース，お薬カレンダー，見やすいような薬剤カードなどを準備することでアドヒアランスを向上するように心掛けることは大切です．また，視力障害の場合には，環境の確認（暗くないような環境）や大きい字を利用するようにしましょう．聴力障害の場合には，補聴器の作成，書いて説明することも大切です．嚥下障害のある場合には，錠剤の大きさを検討する，口腔崩壊錠の利用，嚥下補助剤としてゼリーの使用なども検討できるかと思います．そして嚥下障害をみたときには前述のように薬剤の関与もないかどうかは注意ですね．

一方でアドヒアランスを向上することが難しいこともあり，レジメンの変更を検討することも必要です．

処方する医師としては頻回の投与や薬剤数を減らす，一包化する，薬剤の副作用を最低限にする，時には薬剤を中止していくように管理することも大切です（各論6を参照）．

4）地域資源の活用

特に認知症や独居の方の場合は訪問看護，訪問薬剤など地域のサービスを利用することも大切ですので，ケアマネジャーとも連携をとりながら介入をしていくことが大切です．

5）話をきく

薬への患者さんの思いはさまざまです．そこからアドヒアランスが低下していることの理由を知ることができるかもしれませんし，さらに改善点を見出せる可能性も出てきます．**表**のようにアドヒアランスに関連する因子は多様です．本症例のように「大きい薬はつまってしまいそう」というご本人の訴えは重要な情報です．**診断を行うのと同じように聴取することが大切**なのです．

6）援助を得る

身体疾患や障害の程度に応じて介護者管理が必要な場合もあるかと思います．その場合は家族や介護者の意向も交えて教育を行いながら援助を得ることもアドヒアランス向上には大切です．

7）代用できる薬剤を検討する

レジメンとも関連しますが，場合によっては長期半減期のある投薬や投与回数をできるだけ少なくする，また内服ではなく貼付にするなども1つかもしれません．高齢者の場合は困難な投薬なら無理に継続ではなく中止という選択も1つかと思います．

患者さんの経過・その後

状況からアドヒアランスが低下していることが疑われ，再度薬剤確認を行いました．また高齢であるため身体的，精神的な機能評価を行いました．認知機能評価を確認したところMMSE 17点で短期記憶障害を認めました．また，眼科では白内障による視力障害の指摘がありました．ご本人に伺うと退院後は自宅に退院したいとのこと．現在の認知機能，眼科的評価，ならびに独居生活を考えると薬剤確認とレジメンをシンプルにした方がよいと判断しました．また今回介護申請を行い，在宅介護調整も開始しました．

《身体的対応》

認知機能評価や薬剤管理の側面や前医での不定期な通院などを考慮すると認知症と思われました．短期記憶障害が目立つことからアルツハイマー病を疑いました．嚥下機能としては問題ないものの義歯が不適合であり，調整を行いました．

《今後の体制》

独居の認知症高齢者であり，今後のことを考えて訪問診療を導入することとなりました．

娘さんは他県在住で管理困難ということ，また短期記憶障害と視力障害があることから訪問薬剤の導入，また自宅には薬カレンダーを利用することとしました．

生活面ではデイサービスなどは拒否的であったので訪問介護，看護を導入することとなりました．退院に向けて自宅の残っている薬剤の確認を行いながら，今後服用していく薬剤についてはご本人とご家族へ説明を行い，できるだけシンプルな服用になるよう管理していくこととしました．

❸ まとめ

　高齢者の薬剤アドヒアランスを評価していくことは，薬剤のことだけを考えるのではなく，高齢者評価ツールとしてのCGAのような身体機能，認知機能，社会的背景などを包括的に評価していく方法が必要です．"高齢者をみたら薬を疑え"という考えがありますが，そのなかにはアドヒアランスの問題もあること，「本当に内服をしているのか？」という疑問も常に意識しておく必要があるかと思います．

文 献

1) Qato DM, et al：Changes in Prescription and Over-the-Counter Medication and Dietary Supplement Use Among Older Adults in the United States, 2005 vs 2011. JAMA Intern Med, 176：473-482, 2016
2) Col N, et al：The role of medication noncompliance and adverse drug reactions in hospitalizations of the elderly. Arch Intern Med, 150：841-845, 1990
3) Conn VS, et al：Interventions to improve medication adherence among older adults: meta-analysis of adherence outcomes among randomized controlled trials. Gerontologist, 49：447-462, 2009
4) Hutchison LC, et al：Assessment of medication management by community-living elderly persons with two standardized assessment tools: a cross-sectional study. Am J Geriatr Pharmacother, 4：144-153, 2006
5) McCann RM, et al：Help needed in medication self-management for people with visual impairment: case-control study. Br J Gen Pract, 62：e530-e537, 2012
6) Cárdenas-Valladolid J, et al：Prevalence of adherence to treatment in homebound elderly people in primary health care: a descriptive, cross-sectional, multicentre study. Drugs Aging, 27：641-651, 2010
7) Liu F, et al：Acceptability of oral solid medicines in older adults with and without dysphagia: A nested pilot validation questionnaire based observational study. Int J Pharm, 512：374-381, 2016
8) 「Drugs and dysphagia: How medications can affect eating and swallowing」（Carl LL & Johnson PR）, Pro-ed, 2006
9) Smith D, et al：A systematic review of medication non-adherence in persons with dementia or cognitive impairment. PLoS One, 12：e0170651, 2017
10) Edelberg HK, et al：Medication management capacity in highly functioning community-living older adults: detection of early deficits. J Am Geriatr Soc, 47：592-596, 1999
11) Raehl CL, et al：Individualized drug use assessment in the elderly. Pharmacotherapy, 22：1239-1248, 2002
12) Ruscin JM & Semla TP：Assessment of medication management skills in older outpatients. Ann Pharmacother, 30：1083-1088, 1996
13) Patton DE, et al：Theory-Based Interventions to Improve Medication Adherence in Older Adults Prescribed Polypharmacy: A Systematic Review. Drugs Aging, 34：97-113, 2017
14) George J, et al：Development and validation of the medication regimen complexity index. Ann Pharmacother, 38：1369-1376, 2004
15) Kardas P, et al：Determinants of patient adherence: a review of systematic reviews. Front Pharmacol, 4：91, 2013
16) Christensen M & Lundh A：Medication review in hospitalised patients to reduce morbidity and mortality. Cochrane Database Syst Rev, (2)：CD008986, 2013
17) Mueller SK, et al：Hospital-based medication reconciliation practices：a systematic review. Arch Intern Med, 172：1057-1069, 2012
18) Ziaeian B, et al：Medication reconciliation accuracy and patient understanding of intended medication changes on hospital discharge. J Gen Intern Med, 27：1513-1520, 2012
19) Osterberg L & Blaschke T：Adherence to medication. N Engl J Med, 353：487-497, 2005

プロフィール

小林正樹　*Masaki Kobayashi*

国立病院機構 栃木医療センター 内科

老年医学に興味があり，日々診療を行っています．今回の薬剤に関する問題は老年医学の1つの分野ですが老年医学にはほかにも多彩な分野があります．実臨床では悩みの連続ですが，学問として勉強していくと面白い領域かと思います．

特集 「薬を飲めない、飲まない」問題

各論2
がん患者の飲めない

日下部明彦

Point

- 物理的に飲めない（剤形の変更だけでいいの？）
- 副作用で飲めない（痛みと吐き気はどっちが優先？）
- 心情的に飲めない（緩和ケアという言葉も含めて"飲めそう"？）

Keyword ▶　医療用麻薬　　オピオイド　　緩和ケア　　SHARE

はじめに

　2人に1人はがんに罹患するといわれるこの時代においては，医療者は必ずがん患者さんとかかわります．がん患者さんが薬を飲めないならば，飲めるための剤形等の工夫や薬剤変更などを行えばいいと考えがちですが，実はそれ以前に考えなくてはいけないことがあります．また，がん患者さんが薬を「**あえて飲まない**」ということもしばしばあります．本稿では，主に緩和ケアが必要な状況にあるがん患者さんの薬が飲めない/飲まない問題の最も基礎として考えるべき部分を明らかにしていきます．

今回の患者さん

　55歳，男性，会社員（休職中），膵臓癌肝転移．
　3カ月前に診断され，抗がん剤を内服中です．1カ月前から背部の持続的な鈍痛が出現しています．NSAIDsを開始されましたが，夜も良眠できず，2週間前にオキシコドン徐放剤（カプセル）1回5mg 1日2回を開始されています．本日は奥さんと一緒に緩和ケア外来を初診されました．奥さんは「背中の痛みで全然眠れていない．どうにかしてほしい」と疲れ切った口調で訴えています．ご本人は，椅子に浅く座り，うなだれたような姿勢をとっています．「口が乾いちゃって，薬を飲みづらい」といっています．

表 ◆ SHARE

Supportive environment（支持的な環境設定）
十分な時間の設定 プライバシーが保たれた落ち着いた環境 面談が中断しないような配慮（携帯の電源を切るなど） 家族の同席を勧める
How to deliver the bad news（悪い知らせを伝える）
正直に，わかりやすく，丁寧に 患者の納得が得られるように はっきりと伝えるが，「がん」という言葉をくり返し用いない 言葉は注意深く選択，適切に婉曲的な表現も用いる 質問を促す
Additional information（付加的な情報を提供）
今後の治療方針を話し合う 日常生活への病気の影響について話し合う 患者の気がかりや相談を話すように促す 患者の希望があれば，代替療法，セカンドオピニオン，余命などの話も取り上げる
Reassurance and Emotional support（安心感と情緒的サポートの提供）
優しさと思いやりを示す 患者に感情表現を促し，受け止める 家族にも患者同様に接する 患者の希望を維持する 「一緒に取り組みましょうね」と言葉をかける

（文献1を参考に作成）

❶ 本人の病状認識を確認すべし

1）まずはラポール形成に努める

　がんという辛い病気をもつ人にはじめて接するときに重要なことは，まず全体の様子を遠くから眺めるということです．どこが痛い？食事は摂れている？眠れる？と，チェックボックスに✓を入れるように，いきなり各論にいかないことです．全体を眺め，「何か生活上でお困りのことがあるのでしょうね」というねぎらいの気持ちとともに患者さんをみることです．患者さんには，「あなたに対しての十分な時間がある」ということを伝える必要があります．会話や動作のスピードがせわしなくならないように意識をします．まずは心のもちようとして，優しさのベールで包み込むようなイメージをもつことです．悪い知らせを伝えるための具体的なコミュニケーションスキルは，わが国で行われたがん患者に対する調査をもとにSHARE（**表**）としてまとめられています[1, 2]．

　初診のがん患者さんが心配していることは「この先生は，自分の病気の経過をわかってくれているか？」ということです．がん発症からここまでの経過をサマライズし，わかりやすい言葉で共有します．その闘病の過程は，患者さんも医療者自身も自らの言葉で語りたいところです．医師側と患者さん側の双方向からこれまでの経過を再構築し，再認識することで，信頼関係が生まれていきます．慌てて症状に飛びつかないことが重要です．

図1 ◆ 俺のチェックリスト
このようなリストを自ら作成することをお勧めする．

2）患者さんの病状認識の確認

　がん患者さんの病状の認識というのもさまざまな理由で多様であります．医師は正確に病状を説明したつもりであっても，コミュニケーションの齟齬で患者さんの認識とは違うこともしばしばですし，患者さんが，否認や逃避と呼ばれるあえて現実離れした楽観的な解釈をすることもあります．

　重要なことは，医師は，患者さんが病状を正しく理解していないと感じたときに，もう一度詳しく説明をするべきかどうか，説明をするなら時期は今なのかどうかを検討することだと思います．多くの場合，病状説明は侵襲性が高いですし，否認という防衛機制が働いていることがありますので，すぐに同じ説明をしてはいけない，「だ・か・ら・ね・」という感じでいかないということです．

　もし，コミュニケーションの問題で患者さんの理解がよくないと判断するのならば，まず省みるべきは自らのコミュニケーションスキルです．「患者の理解力が乏しい」とカンファレンスでいう前にチェックすべき項目をあげます（図1）．

3）患者さんの思いを聞く

　信頼関係を築きながら，患者さんの病状認識を確認したら，しっかりと患者さんの思いを聞きます．ここは患者さんの感情面に注意を払います．自分の現状に対して，どんな思いを抱いているのか？ということを聞きます．

　「医師がいうから病状はそうなのだろう．でも気持ちがついていかない」ということがあります．そのあたりを汲みとろうとしている姿勢を示すことが重要です．具体的には，表情のミラーリングや身を乗り出すようにして聴く姿勢といったノンバーバルなコミュニケーションスキルに加え，「それはお辛いですね…」等の感情について触れる発言をするということだと思います．

❷ "痛み"の原因は何でしょうか？

　やっと痛みのことです．文章にすると長いですが，ここまでは5分程度で来たいものです．患者さんは結構痛そうですので長すぎるのもよくない，そして，他の患者さんも次から次へと来るのですから．緩和ケアは傾聴が大事といっても，時間配分も大事です．

　痛みは，背部の持続的な鈍痛であり，ズーンと重たい感じ．NRSは5〜6/10といいます．「痛みで食欲がなく気分が滅入る」，「夜も痛みで寝付けず明け方に数時間眠る」という毎日だそうです．膵臓癌による内臓痛と考えられ，2週間前に開始されたオピオイドの効果は期待できそうですが…？

❸ 服薬の確認

　まず，緩和ケアの外来の初診で，痛みを訴える方に行うべきことは，服薬の確認です．今まで処方されていた鎮痛薬をどのように内服していたかを決して責める口調ではなく尋ねます．用法用量の間違いもありますが，家族や友人，メディアの影響で自己中止をしていたり，嘔気や眠気の副作用での自己中止もあります．また，そもそもオピオイド開始に納得をしていなかった可能性もあります．「まだ我慢ができる」，「そんなに自分は弱くない」，「ここで負けたらずっと麻薬を飲み続けなくてはいけない」，そのような考え方の患者さんもいます．

　人生の困難に直面した場合の対処行動（コーピング）として，努力と忍耐で乗り越えようと考える方は多いと思います．がんという病気に罹ることは人生最大の困難の1つでしょう．痛みも努力と忍耐で乗り越えたいという考え方は多くの方の潜在意識にあるかもしれません．

　しかし，勉強やスポーツとは違うのです．患者さんにはがんの痛みに対する忍耐は，勉強やスポーツで行う努力とは違うということを理解していただく必要があります．「痛みは我慢しなくてもいいのですよ」とは医療者はよく口にしますが，「なぜ？」と言われたら言葉に詰まってしまうのではないでしょうか．真の理由は「痛みに耐えてもその先に得られる成果はないから」ということです．必要ならばこのような説明も加えなければいけません．

　どんなにアセスメントが正しくて，適切な内服薬を処方したとしても，患者さんがそれを内服しなければ効果はないのです．処方をすればそれで終わりではない．**患者さんに薬を内服してもらうのも医師のスキルなのです．**

患者さんの経過

　よく話を聞けば，この患者さんは，「まだ医療用麻薬を飲むような状態ではない．まだがん治療を続けたい．緩和ケアに行けといわれてショックだった…」ということでした．

　口が乾いて，薬を飲みづらいのは確かなのですが，もっと重要な飲まない本当の理由がありました．最初から「じゃあカプセルじゃなくて，錠剤に変更しましょう！」では，全く解決しない問題だったのです．

> **がん患者さんが物理的に飲めないとき**
>
> がん患者さんは必ず衰えていきますので,必ず薬が飲めなくなる時期がやってきます.食事が摂れなくなっても,薬だけは飲めるという時期が亡くなる前に数日あります.剤形を変更したり,簡易懸濁をしたりとさまざまな工夫をされていると思います.ただし,その前に!今,この患者さんにこの薬が必要か?を考えなくてはなりません.1日でも長くこの薬を飲むことが,今この患者さんの幸せに寄与するのかということを考える必要があります.

> **ここも総合診療のポイント:そのスタチンいつまで?**
>
> がんが発覚する前から脂質異常症の診断でスタチンを内服していた患者がいます.心疾患の既往はない,抗がん剤治療もそろそろ終わりが見えてきている,主治医は数カ月の予後であろうと考えている.このような場合スタチンはいつまで続けるべきなのでしょうか?
> ⇒「数値の低下は真の目標ではない」,「患者さんの人生をトータルで考える」.
>
> 余命が限られた患者さんのスタチンを中止しても60日間死亡率,心血管イベント発生に差はなかったという報告があります[3].ただし,長年飲んできた薬に愛着をもっている患者さんもいます.患者さんの希望の1つとなっているかもしれません.薬を中止するにも十分な信頼関係とコミュニケーションスキルが重要です.

❹ 緩和ケアをどのように説明するのか?

今でこそ医療者のなかで,早期からの緩和ケアをがん治療と並行して提供しましょう!というスローガンは有名ですが,まだ緩和ケアという言葉を過剰に怖れている患者さんもいるのではないかと思います.

緩和ケアとは,WHOの定義を日本緩和医療学会が市民向けに作成した説明文にあるように,簡単に言ってしまえば,治らない病気や衰えた方や家族に対する生活上のお手伝いです[4].

> **【市民に向けた緩和ケアの説明文】**
> 緩和ケアとは,重い病を抱える患者やその家族一人一人の身体や心などの様々なつらさをやわらげ,より豊かな人生を送ることができるように支えていくケア

(文献4より引用)

特別なことをするわけではない,今まで主治医が患者さんに行っていたことの延長です.重々しく患者さんに「これからは緩和ケアの方針で…」という必要はなかろうと思います.緩和ケアに携わるスタッフのことは,「辛さに焦点を当てて,生活上の困りごとを一緒に考える専門家」とでもいってくれるのがよいと思います.そして,「主治医は替わらない」「見捨てるわけではない」ということも患者さんには伝えてあげてほしいと思います(在宅クリニックや,緩和ケア病棟へ紹介するのなら,しっかりと主治医が替わることを説明しなければいけませんが).

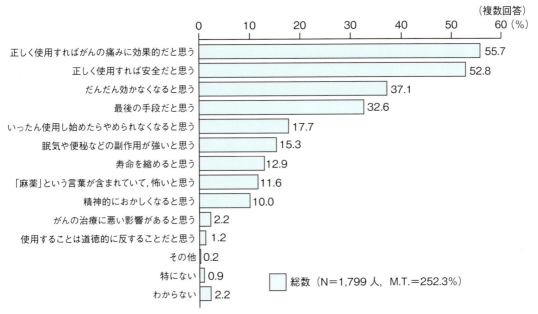

図2 ◆ 医療用麻薬に対する意識（平成26年度世論調査）
（文献5より引用）

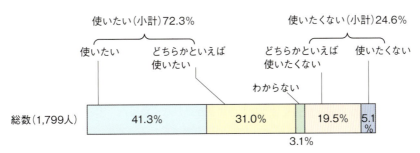

図3 ◆ 医療用麻薬の使用に対する意識（平成26年度世論調査）
（文献6より一部抜粋して引用）

❺ 医療用麻薬を使う目的を共有する

　平成26年（2014年）度に内閣府が行ったがん対策に対する世論調査のなかで，医療用麻薬についての調査もあります．医療用麻薬は効果があるだろう，安全だろうという回答も50％を超えますが，一方で「だんだん効かなくなる」，「最後の手段」，「やめられない」，「命を縮める」といったネガティブな印象も根強くあります（図2）．

　患者さんは，「医者に薬を飲まされている」という表現をよく用います．あまり，自ら望んで薬を飲むわけではないようです（図3）．他人にやらされることは誰でも嫌ですよね．医療者が患者さんに医療用麻薬を勧める目的は何でしょうか？ 多くは，患者さんの痛みを和らげてあげたいと思うからだと思います．

　でもこれでは，不十分です．がん患者さんの診療にはもっと大きな視点をもたないといけま

せん.「痛みを和らげて,患者さんの理想とする生活に近づける」というのが患者さんと共有すべき大きな目標となります.

　痛みが和らいでも,嘔気が強かったり,眠気が強かったり,薬代の経済的負担が強い等で,むしろ不快ということもあります.常に疼痛が最優先事項かというとそういうわけではないこともあります.今の痛みと吐き気のどちらが辛いか？判断するのは患者さん本人です.そして最も重要なことは,患者さんがトータルで今の生活に満足できるか？ということです.**緩和ケアで大事なことは,細かいところを詰めたら,また全体を見て形を整えるということです**.これをひたすらにくり返すことです.絵画や彫刻に似ていると思います.

> **ここがピットフォール：オピオイド換算表の罠！**
> 　痛みのコントロールで入院した患者さん.処方されていたモルヒネ徐放剤の量をオピオイド換算表でオキシコドン注にスイッチング.すみやかなタイトレーションを図ったところ… 傾眠に無呼吸が出現!! 自宅では,モルヒネを処方箋通りに飲んでいなかったそう.
> ⇒ 絶対に自宅での服薬状況を確認！ すぐにオピオイド換算表に飛びつかない！

> **患者さんの経過・その後**
> 　前述のように「緩和ケアという医療スタイルがあり,それは今行っている治療と相反するものではないこと.並行して行うものである」と説明しました.すると,患者さんは2週間前に処方されたオキシコドン徐放剤を内服していなかったことを正直に話してくれました.正確には1回は飲んだのですが,気分が悪くなり,以降は止めてしまったそうです.「医療用麻薬の副作用も怖かったし,これからもっと痛みが強くなったときに薬が効かなくなったら困る」と思い,我慢したのだといいます.痛い痛いといっていると,抗がん剤治療にドクターストップがかかるのではないかという心配もあったそうです.

　まずは,痛みはがん治療の継続には関連しないことを説明しました.痛み止めは,副作用の対策をしながら,痛み具合に合わせて量を調節していくので,痛みですごく苦しむというイメージをもつ必要はないことを患者さんにお話ししました.「何よりも痛み止めを使って,患者さんの今までの生活に近づけることが,本人,家族,医療チームの目標である」ということを共有しました.患者さんは,「なんかちょっとスッキリした.とりあえず次回まではオキシコドン飲んでみます」とニヤリと笑い,「何よ.次回までって」と奥さんに窘められました.

❻ まとめ

　「がん患者さんが薬を飲む/飲まない」ということでしばしば問題となる医療用麻薬を中心に解説しました.医療用麻薬には,生活習慣病等の薬とは違う患者さんの思いがあることを意識しなければいけません.この1錠を飲むごとに死が近づいているというようなイメージをもっ

ている患者さんもいます．決して，**薬を飲むように説き伏せてはいけません**．もし，医療用麻薬を飲みたくない患者さんがいたら，その薬に対しての患者さんの解釈を尋ね，「あなたの生活をとり戻すためには，この薬の力を借りた方がよいかもしれませんね」という提案のしかたが相応しいと思います．「あなたの生活」という言葉が薄っぺらいものにならないためには，やはり，最初の診察のときから患者さんを自分と同じ生活者であるという視点でみることが重要です．患者自身への興味をもつことです．

医療用麻薬を薦められて，自分だったらどうでしょうか？

あまり進んで飲みたいものでもないでしょう．

私はきっと，相手の医者が信用に足る人物であると感じられたら提案を飲んでみようと思うのではないかな，と思うのです．

文　献

1) Fujimori M & Uchitomi Y：Preferences of cancer patients regarding communication of bad news：a systematic literature review. Jpn J Clin Oncol, 39：201-216, 2009
2) 「続・がん医療におけるコミュニケーション・スキル」（藤森麻衣子，内富庸介/編），pp199-224，医学書院，2009
3) 日本緩和医療学会：市民に向けた緩和ケアの新しい説明文．2013
   http://www.kanwacare.net/press/
4) Kutner JS, et al：Safety and benefit of discontinuing statin therapy in the setting of advanced, life-limiting illness：a randomized clinical trial. JAMA Intern Med, 175：691-700, 2015
   ↑ 予後予測が1カ月〜1年と限定され，ADLが低下した患者（計380人ほどで半分はがん患者）のスタチンを中止した場合，継続内服群と比べ，60日間死亡率，心血管イベント発症率は変わらなかった．
5) 内閣府：平成26年度世論調査 がん対策に関する世論調査2．調査結果の概要．2014
   https://survey.gov-online.go.jp/h26/h26-gantaisaku/zh/z13.html
6) 内閣府：平成26年度世論調査 がん対策に関する世論調査2．調査結果の概要．2014
   https://survey.gov-online.go.jp/h26/h26-gantaisaku/zh/z14.html

---

プロフィール　日下部明彦　*Akihiko Kusakabe*

横浜市立大学 総合診療医学/緩和ケアチーム
急性期病院，緩和ケア病棟，在宅療養支援診療所と渡り歩き，現在は学生や若い医師の教育に取り組んでいます．緩和ケア，地域医療，終末期医療，多職種連携，医学教育を専門にしています．最近，近いものがよく見えなくなってきたし，名前を覚えるのも下手になってきたので，各論では若者とは張り合わず，「そもそも」という大きな視点で物事を捉えようと思っています．おじさんはそうやってなんとか生き延びようと思っています．

特集 「薬を飲めない、飲まない」問題

各論3
生活習慣病の薬が飲めない

青木達也,橋本忠幸

Point

- 生活習慣病患者の服薬状況を把握しよう
- 生活習慣病の薬に対するアドヒアランスに影響を及ぼしている要因について検討しよう
- アドヒアランスの問題に対し適切に介入できるようになろう

Keyword ▶ 　生活習慣病　　服薬アドヒアランス　　患者エンゲージメント　　行動変容

はじめに

　生活習慣病は食習慣,運動習慣,休養や喫煙,飲酒などが発症や進行に関与する疾患群であり,高血圧や脂質異常症,糖尿病,肥満症などがあげられます[1].生活習慣の是正により発症を予防していくことが理想的ですが,発症後には薬物治療を導入する必要がある場合も多く,外来定期通院をされているほとんどの患者さんはこれらの疾患のために治療を受けているのではないかと思われます.心血管イベントや脳血管障害の発症抑制のため生活習慣病を良好に管理していくことは非常に重要です.

今回の患者さん

　54歳男性,会社員.高血圧・脂質異常症で通院中.喫煙:20本/日(20歳時より),飲酒:週に2〜3日晩酌程度(ビール350 mL).
　生来健康であったが昨年の職場の健康診断で,かねてからの脂質異常に加え血圧高値を指摘されたため当院を受診し精査を受けた.結果的に本態性高血圧症,脂質異常症の診断で生活習慣指導のみでは改善を認めず薬物治療を開始された.2〜3カ月ごとに定期通院を行っており内服加療を受けている.ある日の外来でいつものように次回外来までの日数分の処方を行おうとした際に本人より「自宅に結構残りがあるから1カ月分くらいで大丈夫だよ」と申し出があった.

　アムロジピン5 mg錠　1回1錠　1日1回　朝食後
　プラバスタチン10 mg錠　1回1錠　1日1回　朝食後

❶ 生活習慣病患者は薬を正しく飲めていない可能性が高い

　生活習慣病はいわゆる慢性疾患であり，患者さんたちは1〜3カ月程度の間隔で定期的に皆さんの外来へ受診されていると思います．医師は毎日のようにそのような患者さんたちへ薬を処方しているでしょう．しかし，それらの処方された薬剤は果たしてちゃんと処方された通りに患者さんに内服されているでしょうか？　患者さんたちがちゃんと内服できているか把握できているでしょうか？

　報告によると50〜60％の患者は薬の飲み忘れを経験したことがあり[2〜4]，慢性疾患患者の約30〜50％は薬を正しく飲めていない[5,6]，薬を正しく飲めていないために期待される約3分の1程度しかその効果を得られていない[7]，とあります（詳細は総論2「服薬アドヒアランスとは？」参照のこと）．

　もちろん対象疾患や薬剤の種類によって変動はありますが，自覚症状もないのに毎日のように内服する必要のある生活習慣病の薬はこういったことが生じてしまう薬の代表格といえます．そのため特に生活習慣病の患者さんたちは処方された薬をきちんと内服できているか把握し，それができていない場合には修正していく必要があります．

❷ 患者さんの服薬状況を把握する方法

　では，どのようにすれば患者さんたちの内服状況を把握することができるでしょうか．外来患者においては簡単なようで非常に難しい問題です．内服できていないのではないかと考えるきっかけには大きく以下の4つのパターンがあります．

1）患者本人への問診

　「普段の薬はちゃんと毎日飲めていますか？」と問いかけると「実は…」と返ってくることがあるかもしれません．問診で服薬状況を確認することは基本でしょう．

　しかし，とある調査会社が行った，「医師にウソをついたことがあるか？」という調査[8]では全体で28％の方がウソをついたことがある，という結果でした．またその内訳として「服薬状況」がトップで24％を占めています．ですので，残念ながら患者さんからの問診だけでは見逃してしまう可能性があります．

2）家族／周囲の医療・介護関係者からの情報

　本人以外へも服薬状況を確認することはできます．家族や周囲の医療・介護関係者への問診も手助けになります．例えば，家族へ普段から服薬についての不満などを話されていないか確認したり，訪問看護師へ自宅での薬剤の管理状況を確認してもらい残薬の有無や副作用などのチェックを依頼する，などがあげられます．患者さん本人の自尊心を傷つけないような方法で周囲にも確認してみましょう．

3）残薬がある場合

処方の際に本人から残薬があると言われるような場合や，予約外来のシステムで予約の変更が度々あったり，薬処方のみで来院されたりすることが多いケースなども服薬状況を確認したくなる場面です．飲み方を間違っているだけのこともありますし，飲めていないことが多いということもあります．残薬が出ていることがわかったことをよい機会に服薬状況を確認することもよいでしょう．

4）治療効果が乏しい場合

対象疾患の改善が一向にみられない場合などは患者さんの服薬状況をしっかりと確認する必要があります．例えば，高血圧症に対して治療を行っていても家庭血圧の推移が思わしくなく薬剤耐性かと思われたが，服薬状況を確認したところ実はちゃんと内服できていないだけであった，というケースはそれなりに経験します．

なによりもまず定期的に処方を行っている患者さんたちがきちんとその薬剤を内服できているかどうか気に留める姿勢をもつということが大切です．

❸ 服薬アドヒアランスの要素

患者さんが薬をちゃんと飲めていないような状態になっている背景にはさまざまな要因が関与しています．どのような要因のために薬が飲めていないのかを確認していく必要がありますが，それらを包括的に**服薬アドヒアランスの問題**として捉え対応していくことで，問題を把握することができます．

服薬アドヒアランスの研究もさかんに進められており，その1つに服薬アドヒアランスにおける尺度の研究[9]があります．そのなかで服薬アドヒアランスには

　① 服薬における医療従事者との協働性
　② 服薬に関する知識や情報の入手と利用における積極性
　③ 服薬の納得度と生活との調和性

といった要素があるとされており，日常診療にもこの考え方は応用できると思います．

1）服薬における医療従事者との協働性

患者さんと薬を処方する医師，またそのほかの医療スタッフが良好な関係を築くことは良好な服薬アドヒアランスを維持するうえで重要な要素の1つです．これは服薬アドヒアランスに限らず重要なことでしょう．

最近では**患者エンゲージメント**（patient engagement）という考え方が広がってきています．患者エンゲージメントとは患者中心性（患者の意向やニーズ・価値を尊重したケアの提供という医療システムの目標の1つ）を高めるための1つの考え方で，簡単にまとめると，「患者や家族に十分な情報を提供し，そのうえで検査や治療方針を一緒に巻き込んで考えてもらう」，といった考え方です．

服薬においてもこの考え方は非常に重要です．「この薬は何のために飲んでいる薬ですか？」という問いに患者さんはどのように答えるでしょうか．降圧薬1つにしても，「あまりよくわかっていない」という人もいるでしょうし，「血圧を下げるため」や「血圧を下げて脳出血の再発を防ぐため」などの違いがでるでしょう．当然といえば当然かもしれませんが，患者エンゲージメントができている場合，服薬アドヒアランスは上昇するという研究結果もでています[10]．

患者さんを巻き込んでいくためには，患者が協同しやすい診療環境づくりが欠かせません．そのためには医療従事者のコミュニケーションスキルの向上や患者さんのヘルスリテラシーを考慮したアプローチが必要です．

2）服薬に関する知識や情報の入手と利用における積極性

① 飲まないといけない理由の説明

そもそも患者さんのなかには何のために薬剤が処方されているかということすら理解できていない方もいるかもしれません．イベント発生なく長期間フォローされている方や他院もしくは前任医師から引き継いでフォローしている方などは要注意です．診断の際や処方を開始する際に説明を行っていたとしても伝え方や相手の受け取り方によって意図したように伝わっていないということは度々経験します．

また，患者さんのなかには「病気のことはわかっちゃいるけど本当にこの薬は必要なのか？」といった思いをもつ方もいらっしゃるかもしれません．特に生活習慣病に対しての薬剤は予防的な意味合いが強く，症状に対しての薬剤とは異なり薬効の実感なく来る日も来る日も薬を飲まされているような感覚に陥ってしまう可能性があります．

こういった場合に，高血圧や脂質異常症など自覚症状はなくとも長期的に心筋梗塞や脳血管障害のリスクとなることを改めて説明することになると思います．そのアプローチとして患者さん自身の原疾患・健康問題に対しての理解度を把握することで，より適切な介入ができる可能性があります．いわゆる**行動変容ステージを用いたアプローチ**です．

行動変容のステージには無関心期，関心期，準備期，行動期，維持期（**図1**）といった段階があり，それぞれの段階に応じて患者さんに合ったアプローチを行っていきます．今回の場合は現在薬を実際に飲んでいることを維持させたい，「行動期」から「維持期」に対するサポートが必要です．それを促すために**5つのA**が重要だとされています．一般的には禁煙の生活習慣に対してアプローチすることが多いですが，服薬に関しては以下のように応用できます．

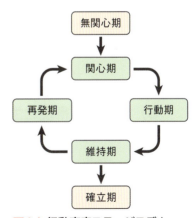

図1 ◆ 行動変容ステージモデル

> **5つのAを用いた服薬に対する行動変容へのアプローチ**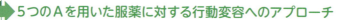
>
> まず患者さんに内服を継続できるかを尋ね（Ask），その内服薬の重要性を理解してもらうために「その薬剤を飲む必要がある」ことを「強く」「はっきり」と勧め（Advise），その薬剤を飲もうと思うかを尋ね（Assess），飲む気があれば，どうすれば飲みやすいかともに考え（Assist），飲み忘れないよう対策を立て支援を継続する（Arrange）．

② 副作用についての説明

反対に飲みたくないという思いをさせないために，副作用についても理解していただくことが重要です．生活習慣病の薬もほかの薬剤と同様に副作用を生じる可能性があります．スタチン系による横紋筋融解症や，降圧薬全般にある過剰な降圧による血圧低下，カルシウムチャネル拮抗薬による浮腫や歯肉腫脹・便秘，経口血糖降下薬による低血糖や消化器症状など，重篤なものから軽微なものまで多数あげられます．どんなに注意していても発生してしまう場合や思いもよらない場合，忘れた頃に発生してしまう場合など症状も出現頻度もさまざまあり，患者さんにとっても処方医にとっても非常に悩ましいものです．

③ 患者さんの関心を高める工夫

前述のような情報も含めて**患者さん自身に病気や薬について知りたいと思ってもらうこと**が何より大事であり，意欲的になればなるほどアドヒアランスも改善していくことが予想されます．患者さんの病気・健康問題への関心をより高めることによってそのような意欲的な姿勢に結びつけることができるかもしれません．

例えば視覚的に理解しやすい情報を提供するということが1つの方法です．脂質異常症の内服を開始するか否かという場面で効果的なツールとしてStatin Choiceというウェブサイトを用いることがあります．英語ではありますが非常に簡単に情報を入力することができ，患者さんは数字と視覚で，スタチン系を内服した場合・しなかった場合の効果について確認することができます．言葉で「今のあなたの状態だと100人中20人心筋梗塞になってしまいます．この薬を飲めば，20人中8人が心筋梗塞にならずにすみます」といわれてもピンとこないかもしれません．しかし，図2のように視覚に訴える資料があれば，より理解も深まる可能性があります．

3）服薬の納得度と生活との調和性

① 抵抗感の少ないシンプルな処方に

服薬についての納得はアドヒアランス改善において不可欠な要素の1つです．処方された薬に対して何らかの抵抗感をもってしまっている場合，アドヒアランスの問題が生じることは明らかでしょう．これはここまで述べてきた医療従事者と患者さんの関係や薬への理解，副作用の問題なども関与してきます．

加えて，薬の投薬回数やタイミングの問題で服薬への抵抗感が生じている場合もあります．例えば，朝に降圧薬1剤，夕にスタチン系1剤という処方はアドヒアランスという観点で考えた場合よい処方といえるでしょうか．1日1回で効果を得ることができる薬剤はできる限り投

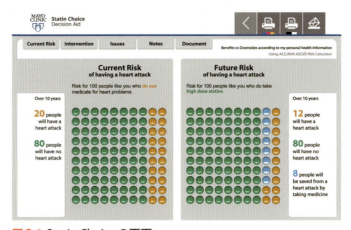

図2 ◆ Statin Choice の画面
（文献11より）

薬のタイミングを合わせ，投薬回数をなるべく少なくする方がアドヒアランス改善につながる処方になるでしょう．また患者さんによっては1日1回でも朝の方が飲みやすいという方もいれば夕の方が飲みやすいという方もいます．処方内容にもよりますが**患者さんの生活スタイルに合わせたシンプルな処方**を可能な限り心がけるべきでしょう．患者さんの生活スタイルを確認することは生活習慣病の根底にある食事や運動・嗜好などの問題にも介入を行う一助になるかもしれません．

② 身体・認知機能に合わせた処方に

　高齢者における生活習慣病の薬については，加齢性変化や心血管・脳血管障害，悪性疾患などによる身体・認知機能の低下を考慮する必要があります．薬物動態の変化をきたしこれまで問題なかった薬が思わぬ副作用を生じてしまったり，服薬管理自体が難しくなってしまったりすることが考えられますし，治療によりどの程度の予後改善を期待できるのかという問題もあります．こういった観点から**高齢者に対しての生活習慣病の薬については身体機能や認知機能の段階に応じて要否を検討**することが必要です．治療にあたってはタイトなコントロールは避けるべきであり，薬の減量や中止も検討する引き算の治療になっていくのではないでしょうか．

患者さんの経過・その後

　残薬が自宅に多数とのことであり，なぜそのようになっていたかを確認すると，飲み忘れることが増えてきており，薬が余ってきたとのことであった．さらにそうなってきている背景について尋ねると，高血圧・脂質異常症と診断された当初は妻の協力もあり食事を改善し薬を欠かさず飲んで血圧がよい値で維持できるよう努めていたのだが，食事の変化に慣れその後も調子は良好で自宅での血圧についてはあまり気にしなくなってしまい薬を飲み忘れても「まあ，また今度」と軽く考えるようになってきていたとのことであった．血圧をよい値にするのは大事だと思うがなんとなく大丈夫かなという思いがあった．加えて，最近は職場での残業が厳しく出勤の時間を早めたため，朝食は軽いもので出勤中につまむようなことも増えたことで朝の薬を忘れてしまうことが増えたとい

うことも聴取できた．
　行動変容のステージで考えると行動期に入ったところで関心期，ともすれば無関心期への逆行も危惧される状態と考えられた．改めて血圧管理の目的について共有し，生活スタイルの変化に合わせ定期薬を夕食後の内服へ変更することを提案したところ，治療開始当初のように内服継続することができそうだということであった．
　最後に禁煙について尋ねてみると，いつものように今はやめる気持ちはないと話されたが，いつかはやめないとなあと思うことが出てきているとも話され，今後の外来でもまた相談していくことを約束し帰宅された．

4 まとめ

　生活習慣病の処方のために医療機関を受診している時点で長期予後を改善するチャンスを得ていると認識しています．処方した薬をちゃんと飲んでくれているか，もし難しいのであれば改善できるところはないか，について日々気に留める姿勢が服薬アドヒアランス改善の第一歩です．

　処方を行うことは患者さんに薬を内服するという習慣，医療機関へ定期的に通院するという習慣を与えることになります．そのなかで，薬以外の生活習慣病への介入として食事・運動習慣の改善，禁煙や節酒などを行うことができるかもしれません．こういった介入はその患者さんの人生を変えうる介入になると日々感じています．可能な限り健康に過ごすことができるような素敵な人生を送る手助けができればと考えています．

文　献

1) 厚生労働省：生活習慣に着目した疾病対策の基本的方向性について（意見具申），1996
   http://www1.mhlw.go.jp/houdou/0812/1217-4.html
2) 林　誠，他：虚血性心疾患患者における服薬アンケート調査とコンプライアンス向上に関する検討．日本病院薬剤師会雑誌，41：1403-1406，2004
3) 「Adherence to Long-term Therapies: Evidence for Action」（Sabate E, et al），World Health Organization, pp1-212, 2003
4) 長谷川浩平，他：服薬コンプライアンスのさらなる向上と薬剤管理指導業務—患者の好む薬とは—．医療薬学，34：800-804，2008
5) 新藤正人，他：薬剤師による外来患者服薬指導の充実—薬剤管理業務との関連性の検討—．日本病院薬剤師会雑誌，35：1295-1298，1999
6) Green CA：What can patient health education coordinators learn from ten years of compliance research? Patient Educ Couns, 10：167-174, 1987
7) 福田 敬：生活習慣病の服薬 アドヒアランスの現状と課題：21世紀の保健医療を考える．ファイザーフォーラム，No.89，2005
8) 株式会社QLife：「患者はウソをつく？」医療者・患者間コミュニケーション事情調査．2010
   https://www.qlife.jp/square/pdf/square_anq_20100331.pdf
9) 上野治香，他：日本の慢性疾患患者を対象とした服薬アドヒアランス尺度の信頼性及び妥当性の検討．日本教育健康学会誌，22：13-29，2014
10) Náfrádi L, et al：Is patient empowerment the key to promote adherence? A systematic review of the relationship between self-efficacy, health locus of control and medication adherence. PLoS One, 12：e0186458, 2017
11) Statin Choice（MAYO CLINIC）
    https://statindecisionaid.mayoclinic.org/index.php/site/index

プロフィール

青木達也 *Tatsuya Aoki*

橋本市民病院 総合内科

市立福知山市民病院総合内科での後期研修を経て現職に至ります．後期研修で得た知識・経験を活かし3年前に新設された当院総合内科で日々の診療に加えポリファーマシー対策チームや各種委員会での院内改善活動，初期・後期研修医教育など多くのことに関わらせていただいています．またJohns Hopkins大学大学院公衆衛生修士課程のオンラインプログラムにも参加し仲間とともに日々研鑽を積んでいます．

橋本忠幸 *Tadayuki Hashimoto*

橋本市民病院 総合内科

和歌山県で総合内科医をしています．総合内科医として勤務しながら，公衆衛生や医学教育を学びながら，専攻医や研修医とワイワイやっています．今は米国のJohns Hopkins大学の公衆衛生大学院生として，さまざまな視点から医療を見ることが勉強になっており，とても楽しいです．興味のある方は当院まで！

特集 「薬を飲めない、飲まない」問題

各論4

循環器疾患の薬が飲めない

芥子文香

Point

- 適切な抗血栓薬の減らし方を把握しておく
- 腎機能や電解質に影響する薬も多く,漫然と薬を継続することもリスクである

Keyword ▶ 抗血栓薬　抗不整脈薬　心不全治療薬

はじめに

　循環器疾患の内服薬は,他分野の薬剤と比較すると多くなってしまう傾向にあります.例えば急性心筋梗塞で入院した場合,ガイドライン通りの治療を行うと,抗血小板薬2種類,胃薬,β遮断薬,ACE阻害薬,スタチンと,1回の入院で6種類の内服薬が増えることも多いです.このため,外来で患者さんをみていると,残薬が多数出たり,知らないうちに自己判断で内服を中断していたりすることがあります.特にスタチンでは,筋肉痛などの副作用が多く記載されいるため,自己判断で中断していることがあります[1].また,心房細動と診断されており,CHADS$_2$スコアが高値であるにもかかわらず,特に出血の合併症がないのに抗凝固薬が処方されていない例[2]や,減量基準に合致しないのに,直接作用型経口抗凝固薬:DOAC(非ビタミンK阻害経口抗凝固薬:NOAC)を減量投与している例は少なくありません.医療者と患者が適切にコミュニケーションをとり,お互いが納得して処方,内服することが大切です.

> **今回の患者さん①** 出血が困るので飲めない
>
> 　88歳女性,憩室出血のため入院した.下部消化管内視鏡検査で止血を確認されたが,今後の抗血栓療法につき相談された.
> 既往歴：
> ・狭心症,3年前に薬剤溶出性ステント留置
> ・発作性心房細動
> ・高血圧症

内服薬：
- アスピリン100 mg錠　　　　　　　　　　1回1錠　1日1回（朝食後）
- クロピドグレル75 mg錠（プラビックス®）　1回1錠　1日1回（朝食後）
- ワーファリン錠1 mg　　　　　　　　　　　1回3錠　1日1回（夕食後）
- ランソプラゾール錠（タケプロン®）　　　　1回1錠　1日1回（朝食後）
- カルベジロール10 mg錠（アーチスト®）　　1回1錠　1日1回（朝食後）

1 抗血栓薬（抗血小板薬・抗凝固薬）

　循環器疾患の薬で一番問題になることが多いのが，抗血栓薬ではないでしょうか．出血のリスクと常に隣り合わせですし，安易な中断により冠動脈内ステント血栓症のリスクが生じます．可能な限り最低限の抗血栓薬の使用にとどめるために，以下に現時点での循環器疾患での抗血小板薬，抗凝固薬の位置づけについて記載します．

1）冠動脈疾患の抗血栓療法

　冠動脈ステント留置後の場合は，抗血小板薬を内服する必要があります．ステント留置後は，異物が冠動脈内でむき出しになるため，ステント血栓症のリスクが高いと考えられており，ステントの内側に内膜が張る（内皮化する）までは抗血小板薬を2剤併用することになっています．この期間は日本のガイドラインでは1年間となっていますが，直近のESCガイドライン[3]では，出血リスクに応じてさらに短縮することが可能とされています．

　また，このガイドラインに則ると，心房細動ですでに抗凝固薬を内服している場合は，ステント留置後ある程度の期間が経過すれば抗血小板薬1剤相当としてカウントすることができます．

　本症例ではアスピリン，クロピドグレル，ワーファリンを内服しておりましたが，ステント留置後1年以上経過しており，ワーファリン単剤への変更が可能かもしれません．しかし，ステント留置後1年以上経過しているのに抗血小板薬を1剤にしていなかった理由がある場合もあります（そのままDo処方で継続されてしまった場合が多いですが…）．具体的には，左冠動脈主幹部病変にステント留置した場合や，追跡冠動脈造影でステントの位置の問題があった場合などで，術者の判断で2剤のまま継続されることがあります．そのため，可能であればカテーテルを施行した病院へ問い合わせて理由を聞くことが望ましいかもしれません．

　ここが総合診療のポイント

　本当に3剤併用（抗血小板薬2剤＋抗凝固薬）が必要な人は，ステント留置後1年間を除いてほとんどいない．

2）冠動脈バイパス術後

　冠動脈狭窄の二次予防目的でアスピリン単剤の内服が必要です．大伏在静脈（SVG）グラフトを使用した場合は，3カ月以内のワーファリンの投与を行う場合があります．3カ月以上経過しているのに継続されている場合は，他に抗凝固薬の必要な病態がなければ中止可能です．

表 ◆ DOACの減量基準

DOAC	通常用量	減量基準	腎機能の禁忌
ダビガトラン (プラザキサ®)	1回150 mg 1日2回	・Ccr 50 mL/分未満（考慮） ・出血リスク高い（70歳以上，消化管出血の既往，考慮） ・P糖蛋白阻害剤（考慮） →1回110 mg 1日2回	CCr 30 mL/分未満
リバーロキサバン (イグザレルト®)	1回15 mg 1日1回	・アゾール系抗真菌薬 ・マクロライド系抗菌薬 →1回10 mg 1日1回	CCr 15 mL/分未満
アピキサバン (エリキュース®)	1回5 mg 1日2回	・80歳以上，クレアチニン1.5以上，体重60 kg以下のうち2項目以上満たす ・アゾール系抗真菌薬，HIVプロテアーゼ阻害剤 →1回2.5 mg 1日2回	CCr 15 mL/分未満
エドキサバン (リクシアナ®)	1回60 mg 1日1回	・体重60 kg未満 ・P糖蛋白阻害剤 →1回30 mg 1日1回	CCr 15 mL/分未満

P糖蛋白質を阻害する薬剤：アミオダロン塩酸塩（アンカロン®），ベラパミル塩酸塩（ワソラン®），ジルチアゼム塩酸塩（ヘルベッサー®），マクロライド系抗菌薬，アトルバスタチン（リピトール®），シクロスポリン（サンディミュン®/ネオーラル®），タクロリムス（プログラフ®），オランザピン（ジプレキサ®），ペロスピロン塩酸塩（ルーラン®），リスペリドン（リスパダール®），キニジン硫酸塩水和物，リトナビル（ノービア®），ネルフィナビル（ビラセプト®），サキナビル（インビラーゼ®），SSRIなど．

3) 冠動脈病変が確認されていないのに抗血小板薬を内服している場合

　なんとなく胸が痛かったことがあるなどの理由で狭心症の病名が付けられ，いつからかはわからないもののアスピリンを内服し続けている人も少なくありません．また，冠動脈狭窄のない人に対するアスピリンの投与（一次予防）の有用性は示されておらず，出血リスクも増大するため推奨されていません[4]．逆に，自覚症状がなくても心臓カテーテル検査，心臓CTや心筋シンチなどで狭心症と診断された場合は，二次予防として抗血小板療法を行うことが推奨されます．経過を聞いて**冠動脈狭窄による狭心症の可能性が低ければ，抗血小板薬の適応はなく，中止**が望ましいです．

4) 心房細動の抗血栓療法

　心房細動の患者さんは，CHADS₂ scoreやCHA₂DS-VASc scoreに応じて，抗凝固薬の内服が必要です．ワーファリンを選択した場合は，PT-INRをこまめに測定しながら処方します．アスピリンでは代用できない点に注意が必要です．

　DOACを処方する場合は，こういった厳格なモニタリングが必要ないため，漫然と処方されがちですが，年齢や腎機能，体重などでの減量基準があります（**表**）．開始時は注意深く検討する人が多いのですが，**継続処方時は腎機能が徐々に悪化していった場合に減量する必要がある**ことを忘れてしまいがちですので注意が必要です．

 ここが総合診療のポイント

　CCr 15 mL/分未満に低下するとDOACの投与は禁忌になってしまう．

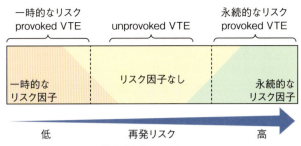

図 ◆ VTEの抗凝固薬中断時の再発リスク
(文献6を参考に作成)

5) 人工弁置換術後の抗血栓療法

　機械弁の場合は生涯ワーファリンによる抗凝固療法が必要で，厳格なPT-INRのコントロールが必要です．生体弁の場合は術後2～3カ月程度の抗凝固療法のみで終了可能です．経カテーテル大動脈弁治療（TAVI）の場合，治療後3～6カ月程度は抗血小板薬2剤が必要ですが，その後は1剤に減量可能です．

6) 下肢静脈血栓症・肺塞栓症

　下肢静脈血栓症や肺塞栓症で抗凝固薬を開始され，血栓消失が確認された場合は，血栓形成の原因が解除されれば中止可能な場合があります．

　静脈血栓症（venous thrombosis：VTE）が続発性（provoked）の場合，そのリスクファクターが一時的なものか永続的なものなのかが重要です．例えば手術など，一時的で大きな原因がある場合は再発リスクも低いので，治療を終了できます．一時的ではあるけれどあまり大きくない原因の場合，例えば下肢の軟部組織の損傷などの軽い誘因でVTEが発症した場合は，もう少し再発リスクが高くなります．一方，がんの転移など，凝固亢進状態が永続的な場合は，抗凝固薬の中止による再発リスクはさらに高くなります．明らかな誘因がない（unprovoked）VTEの場合は，再発リスクは中間的とされています[5]（図）．ガイドラインにもよりますが，初発のprovoked VTEの場合は，原因が除去されれば3カ月間で抗凝固療法を中断し，再発例やunprovoked VTE，がん患者の場合は，出血リスクが高くなければ抗凝固療法を継続することが推奨されています[7]．

今回の患者さん②　1日何回も飲めない

　92歳男性，高血圧，慢性心房細動，心不全で加療歴あり．脳梗塞で入院後，高次機能障害が残存し，退院後は88歳の妻が内服管理することになった．しかし，内服薬が多く，朝夕に分かれており管理が困難であり，薬をまとめてほしいとの訴えがあった．

内服薬：
- ワーファリン細粒　　　　　　　　　　　　　1回3 mg　　1日1回（夕食後）
- ピルジカイニド50 mgカプセル（サンリズム®）　1回1カプセル　1日3回（毎食後）
- ジゴキシン0.25 mg錠　　　　　　　　　　　1回1錠　　1日1回（朝食後）
- エナラプリル5 mg錠（レニベース®）　　　　1回1錠　　1日1回（朝食後）

- バルサルタン40 mg錠（ディオバン®）　　　1回1錠　　　1日1回（朝食後）
- カルベジロール2.5 mg錠（アーチスト®）　　1回1錠　　　1日1回（朝食後）
- ロスバスタチン2.5 mg錠（クレストール®）　1回1錠　　　1日1回（夕食後）
- フロセミド20 mg錠（ラシックス®）　　　　1回1錠　　　1日1回（夕食後）
- スピロノラクトン25 mg錠（アルダクトン®）　1回1錠　　　1日1回（朝食後）

❷ その他の薬

1）抗不整脈薬

　抗不整脈薬は，発作性心房細動や持続性心房細動の洞調律化に有用ですが，慢性心房細動になってしまうと，洞調律化は期待できないばかりか，他の心室性不整脈リスクを増大させるおそれがあります．心電図を確認しないまま漫然と処方されている場合も少なくなく，定期的な聴診や心電図でのリズムの確認を心がけるようにしましょう．もし発作性心房細動に対して抗不整脈薬投与中に心房細動が持続化していると気づいたとき，それでもリズムコントロールにこだわるなら，薬剤の増量や変更を行いカルディオバージョンして洞調律化するくらいの気合が必要です．もしくは，抗不整脈薬を中止し，早期にカテーテルアブレーションを検討するべきです．レートコントロールに変更する場合はβ遮断薬やカルシウム拮抗薬などに変更しましょう．

2）ジギタリス

　慢性心房細動の心拍数コントロールとして，心不全や喘息などでβ遮断薬の増量が困難な場合などに有用です．しかし，容易に脱水になる高齢者や腎機能障害のある患者さんの場合は血中濃度の上昇をきたすことがあるため，0.125 mgまでの処方とし，適宜血中濃度の測定を行うようにしましょう[8]．

　正常洞調律の心不全に対するジゴキシンの使用は死亡率を減らさないという報告[9]があり，副作用の多いこの薬剤を正常洞調律の患者さんに処方し続ける意義は少ないといわれています．しかし，超低心機能の場合は中止により心不全が悪化する場合もあるため，慎重な減量，中止が必要かもしれません．発作性心房細動に対するジギタリスの使用は，心房筋の不応期が短縮してしまい，持続化を引き起こしてしまう[10]ため，特殊な場合を除いて基本的には使用しません．

3）利尿薬

　心不全患者さんの水分コントロールに使用することができ，長期予後を改善するというエビデンスはないですが，自覚症状を改善させることでQOLの改善に寄与します．一方，漫然とした利尿薬の使用により，容易に血管内脱水になり，起立性低血圧を引き起こしたり，夕方に投与すると夜間の排尿回数が増加したりすることで，高齢者の転倒リスクが上昇します．利尿薬の内服は可能な限り朝にするようにしましょう．

　また，心疾患や肝疾患などの内科的疾患がない，静脈弁機能の異常による下腿浮腫に対して用いられる場合も多いですが，こちらは血管内ボリュームの増加というより，分布異常の問題である場合が多く，利尿薬の安易な使用は推奨されません．弾性ストッキングの使用や運動，

分布異常を解消させる漢方薬の使用が有用です．また，カルシウム拮抗薬やNSAIDsなどの薬剤による浮腫も多く，一度内服薬を見直してみる必要があります．

4）アルドステロン拮抗薬，ACE阻害薬，ARBの併用

ACE阻害薬やARBは，心不全患者さんのリモデリング抑制や，高血圧に対する血管拡張薬として有用です．アルドステロン拮抗薬も同様に心不全治療薬として重要です．しかし，この2剤を併用することで高カリウム血症のリスクが増大します．ACE阻害薬とARBは副作用の観点から併用すべきでないという報告[11]があり，どちらかを中止すべきでしょう．一方，アルドステロン拮抗薬は，ACE阻害薬やARBと同様に心不全治療において重要であり，ACE阻害薬あるいはARBとの併用が避けられない場合も多いですが，使用する際は慎重に血中カリウム濃度をモニタリングしましょう．

5）スタチン

スタチンは，LDLコレステロールを低下させることで，狭心症や心筋梗塞などの動脈硬化性心血管疾患の二次予防に有効です．しかし，横紋筋融解や肝障害などの副作用があることから，内服と関連があるかわからない軽微な筋症状で服薬中断に至るケースがあります．一時期，週刊誌に掲載された影響で，外来で「筋肉がとけるといわれたので飲みたくない」といわれることも多くなった薬です．しかし，冠動脈病変のある患者さんでは不安定プラークの安定化が期待できるため，内服する意義があると考えられます．しかし，この患者さんのように特に冠動脈病変を指摘された既往がない高齢者の場合は，副作用も考慮すると内服する意義が乏しい場合もあります．そのため，食事指導などで代用できるか検討する必要があります．また，長時間作用のスタチンなら朝に内服が可能ですので，薬の内服時間をまとめることができます．

❸ おわりに

循環器領域は，どうしても内服薬が多くなりがちです．私たちは，心不全や心筋梗塞で入院した患者さんに対して，少なくとも数種類以上の薬剤を追加しています．どうしても病態を改善させるために必要と考えて処方していますが，高齢者や嚥下が困難な病態の患者さん，内服自己管理が困難で家族や訪問介護サービスに頼る必要がある患者さんなどでは，心疾患をよくしようという意気込みが，かえって内服アドヒアランスの低下を引き起こし，医師・患者関係まで悪化させてしまう可能性があります．そのため，日頃から患者さんに適切に説明し，困っていることに耳を傾ける必要があります．これは医師だけでは難しいかもしれません．必要に応じて看護師さんなどのスタッフに協力してもらったり，介護サービスと連携したりすることが重要です．また，内服整理した場合は，中止や開始の判断理由をカルテにしっかり記載しておかないと，後で診た人からすると判断困難になるので注意しましょう．

また，ステント留置後の抗血栓療法2剤の期間や，観血的治療時の中断のリスクに関しては，留置されているステントの状態や再狭窄歴，現在の自覚症状や心電図・心エコー所見の変化な

どによっても変わってきますし，心筋梗塞に対するβ遮断薬は，心エコー所見や心室不整脈の有無によって中止可能なものも多いです．循環器内科医と連携をとることで，患者さん・主治医・循環器内科医が，お互いに信頼し，納得して薬を中断したり継続したりできるようにするため，困ったときはぜひ相談してみてください．

文献

1) Fitchett DH, et al：Cardiology patient page. Statin intolerance. Circulation, 131：e389-e391, 2015
2) Lip GY, et al：Does sex affect anticoagulant use for stroke prevention in nonvalvular atrial fibrillation? The prospective global anticoagulant registry in the FIELD-Atrial Fibrillation. Circ Cardiovasc Qual Outcomes, 8：S12-S20, 2015
3) Valgimigli M, et al：2017 ESC focused update on dual antiplatelet therapy in coronary artery disease developed in collaboration with EACTS: The Task Force for dual antiplatelet therapy in coronary artery disease of the European Society of Cardiology (ESC) and of the European Association for Cardio-Thoracic Surgery (EACTS). Eur Heart J, 2017
4) 「循環器疾患における抗凝固・抗血小板療法に関するガイドライン（2009年改訂版）」（日本循環器学会，他／編），2015
5) Iorio A, et al：Risk of recurrence after a first episode of symptomatic venous thromboembolism provoked by a transient risk factor: a systematic review. Arch Intern Med, 170：1710-1716, 2010
6) Kearon C, et al：Categorization of patients as having provoked or unprovoked venous thromboembolism: guidance from the SSC of ISTH. J Thromb Haemost, 14：1480-1483, 2016
7) Kearon C, et al：Antithrombotic Therapy for VTE Disease: CHEST Guideline and Expert Panel Report. Chest, 149：315-352, 2016
8) American Geriatrics Society 2012 Beers Criteria Update Expert Panel：American Geriatrics Society updated Beers Criteria for potentially inappropriate medication use in older adults. J Am Geriatr Soc, 60：616-631, 2012
9) Ahmed A, et al：Effects of digoxin on morbidity and mortality in diastolic heart failure: the ancillary digitalis investigation group trial. Circulation, 114：397-403, 2006
10) Guijarro-Morales A, et al：Transient reversion of atrial fibrillation during an episode of digitalis toxicity. Int J Cardiol, 83：87-89, 2002
11) Mann JF, et al：Renal outcomes with telmisartan, ramipril, or both, in people at high vascular risk (the ONTARGET study): a multicentre, randomised, double-blind, controlled trial. Lancet, 372：547-553, 2008

プロフィール 芥子文香　*Ayaka Keshi*

奈良県立医科大学附属病院 循環器・腎臓・代謝内科
関西若手医師フェデレーションの代表として，初期・後期研修医向けのイベントなどを行っています．
興味のある方は是非，「kan-fed」で検索してみてください．

特集 「薬を飲めない、飲まない」問題

各論5

小児の飲めない

児玉和彦

Point

- 小児は薬を飲みたがらないが，コツはある
- 小児に外来で処方すべき薬の種類は多くないので，厳密に処方する
- 小児に薬を飲んでもらうには親の協力が必須なので，よく説明する

Keyword ▶ 服薬アドヒアランス　服薬遵守　服薬指導　服薬介助　多職種連携

はじめに

　アドヒアランスの定義に決まったものはありません．最初に本稿で使う用語の定義をしておきます．本稿では，服薬アドヒアランスを「患者の服薬行動が医療従事者の提供した治療方針に同意し一致すること」とし，服薬遵守を「患者が医療者の指示通りに内服すること」とします[1]．

> **今回の患者さん**
>
> 　2歳男児，3日間続く高熱で外来受診した．体重12 kg．診断は中等度の両側急性中耳炎による発熱と考えられた．手元にある参考書をみて，アモキシシリン高用量投与を処方しようと思っている．母親が，「この子は薬を飲むのを嫌がります．**抗菌薬は量が多いので特に嫌いです**」という．どのように服薬指導をするか，困ってしまった．

1 小児は「どのくらい」飲めないのか

　小児における服薬アドヒアランスの率を明確に記述した論文を見てみると，海外における小児喘息患者のノンアドヒアランス率は40～60％[2]とありますが，本邦のプライマリケアの現場にはそのまま適応できません．それ以外には筆者が調べた限り見つからず，今後の研究課題

です．しかし，以下に示すように，本邦からの報告では**小児に薬を処方しても「かなり飲めない」**ということがわかっています．

小児用経口抗菌薬の服薬拒否・困難率を調査した報告[3]では，薬を飲めないことが「よくある」あるいは，「たまにある」と答えたものは7歳以上でも16.4％，1～3歳では39.2％でした．別の報告[4]でも小児用経口抗菌薬内服遵守率は，44％であり，**実に56％の保護者が処方された抗菌薬を「途中で服薬中止することがたまにある」「時々ある」「多い」**と回答しています．

> **ここが総合診療のポイント**
> 小児に抗菌薬を処方しても2人に1人は最後までちゃんと飲んでくれない．

❷ 小児は「なぜ」飲めないのか

服薬遵守と服薬アドヒアランスにわけて理由を文献的に考察します．

1）服薬遵守

服薬遵守の点からは，本邦からの論文[3]で，怠薬の理由として多いものは，3歳以下では「薬が飲めない（28.6％）」，「飲み忘れた（20.3％）」，「寝ていた（17.9％）」の順に多く，4歳以上では「保育園幼稚園に行っていた（40.3％）」，「飲み忘れた（19.4％）」，「寝ていた（14.9％）」が上位を占めました．**小児では，「（本人だけではなく）保護者が納得していないと飲まない」のです．**また，6歳以下の「薬が飲めない」理由は，「薬の味が苦い（62.5％）」，「ざらつき（14.7％）」，「量が多い（13.5％）」でした[3]．そのため，薬の味や処方形態に気を遣う必要があります．日常診療では，気管支炎や肺炎で咳き込んでしまうために飲めないことや，**発達障がいなどによる過敏さによって飲めないケースも散見されます．**一度吐いたことのある薬は同じ薬をみるだけで恐怖心から吐く子もいます．

2）服薬アドヒアランス

小児慢性疾患の服薬アドヒアランスに関する海外のレビューでは**家族背景を把握する**ことの重要性が指摘されています．小児気管支喘息の研究では，両親の学歴や収入にならんで，ひとり親であることが服薬アドヒアランスを低下させる理由として示されています[2]．小児精神疾患の治療アドヒアランスについてのレビュー[5]でも，**親が移動手段や金銭を提供しなければ，小児は治療に参加できない**ことが述べられています．また，親の精神疾患やストレスが重度である，実際の治療と親の希望との間に隔たりがあるなどの場合にアドヒアランスは悪化することが指摘されています．

小児の要因として，小児移植患者では[6]，先にあげた理由のほかに，小児自身の自尊心（self-esteem）の重要性と，副作用（体重増加や外見の変化）がアドヒアランスに影響するとされています．

そして，医師−患者関係の良好さが大事であるといずれの論文でも強調されています．

> ここが総合診療のポイント
>
> 親が治療に納得し，治療に参加してくれないと薬を飲んでもらうことができない．

❸ 小児に「どうやって」飲んでもらうか

　以上のように，小児では想像以上に内服困難は多く，その要因は多岐にわたるため，内服遵守率を上げる方法もそれぞれの家族と子どもに合わせたテイラーメイドが必要です．

1）家族に治療方針に同意・納得してもらう

　抗菌薬であれば，その疾患に必要な治療日数を明確に伝えましょう．「**症状が改善したからという理由でやめない**」ことを伝えます．溶血性連鎖球菌咽頭炎ならリウマチ熱予防のために，気管支喘息のコントローラーなら気道の慢性炎症をおさえるために，症状がなくても長期の治療が必要であるという理由を伝えましょう．いずれの場合も，**パンフレットや患者教育用の映像教材を利用する**とよいです．一度ですべてを理解できる人はいないので，慢性疾患のときは，筆者は**受診のたびに少し視点を変えながら同じ内容をくり返し伝える**ことにしています．念押しに，どのような治療をするのか，例えば吸入の回数や方法などを親（子ども）に復唱してもらうと理解度がわかります．家族に「この薬は飲ませないといけない」と思ってもらわないと治療が始まりません．

> ここが総合診療のポイント
>
> できれば，親子に投薬の用量，方法について復唱してもらう．

2）家族に治療方針への不安や懸念を尋ねる

　そのうえで，親と子どもに治療についての不安点を聴きます．抗菌薬やステロイド薬を「強い薬」と表現し，服薬による副作用を過度に心配する保護者もいます．医師として無用な投薬はしないことを約束しつつ，適切に使えば副作用は少ないこと，副作用と思われる症状が出たらすぐに受診してほしいことを伝えましょう．医療者からすればささいなことであっても親身に聴くことがアドヒアランスを向上させます．

3）家族に薬の飲み方を説明する

　乳幼児においては水剤（シロップ）が飲みやすい剤形です．スポイトで飲ませることが多いですが，ミルクを飲んでいれば哺乳瓶の乳首（図1）を，スプーンやコップが使えるならそれらを使った方が飲みやすいこともあります．
　散剤は，粉のまま口に入れるか，少量（1〜2 mL）の水で溶解してシロップと同様に飲ませます（図2）．**水に溶く場合は飲ませる回数が少なくなるようにできるだけ少量で溶くのがポイントです**．スプーンを使うときは，スプーンに薄く水をはってその上に1回分の薬をのせて飲ませる

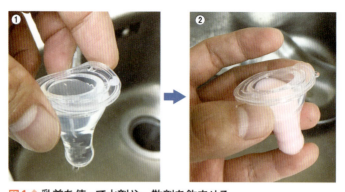

図1◆乳首を使って水剤や,散剤を飲ませる
哺乳瓶の乳首に少しの水を入れて,そこに薬を入れて混ぜて溶かす.少量の水分で溶かすのがポイント.

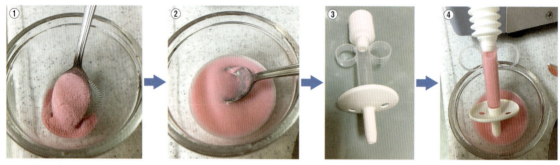

図2◆スポイトを使って散剤を飲ませる
粉薬に少量の水を混ぜてスポイトで飲ませる.写真より水は少なめがよい.スポイトは「スポイトくすりのみ」(ピジョン)を使用したが,使いやすいものでよい.

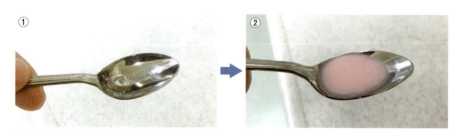

図3◆スプーンを使って散剤を飲ませる
スプーンに少量の水をはって,そこに薬を落として軽く溶かして飲ませる.水に溶けやすい薬を飲ませるときにおすすめ.

とよいでしょう(図3).溶解しておいておくと徐々に苦みが強く出るので,**混ぜたらすぐに与えましょう**.

　薬はいつも飲むミルクに混ぜないことになっています.理由は,ミルクの味が変わってミルク嫌いになることがあるからです.しかし,実際はミルクに混ぜた方が飲む子もいます.ミノマイシン®(ミノサイクリン)などのテトラサイクリン系の薬剤はカルシウムでキレートされ

表 ◆ よくあるトラブルと対処法

よくあるトラブル	対処法の例
乳児が薬を飲みたがらない	授乳前に服用するようにする
幼児以降の小児が薬を飲みたがらない	診察室で,「お薬飲もうね.約束だよ」と約束しておく.帰ってから「先生と約束したよね」と両親がいえるようにする
口に入れたシロップを吐き出す	奥歯と頬の間に流し込む(図4)
泣いてしまう	頬を両側からおさえて口をあけさせたまま息継ぎのタイミングで投薬する(むせないように慎重にするが,むせてしまうこともある)
散剤がざらついて飲み込めない	小量の水で団子状に丸めて口の中にいれてジュースや水で流し込む,市販のゼリーに包んで飲ませる,スプーンの裏側やすりこぎでつぶしておく
薬が苦くて飲めない	アイスクリーム(チョコ味が汎用性が高い)に混ぜる,先に氷をなめて口の中を麻痺させておく,凍らせてシャーベット状にする,単シロップに混ぜて処方する
薬の甘みが嫌いで飲めない	子供の好みは一律ではない.甘みが苦手な子供は,味噌汁やカレーに混ぜるなど工夫ができる
薬局に単シロップがない	自宅にあるガムシロップで代用する
スポイトを嫌がる	スプーンにする
ゼリーを使っても味に気づいて飲まない	ゼリーに薬を混ぜるのではなく,薬をゼリーではさむ/包み込むように調整する(図5)
授乳すると寝てしまうので飲ませられない,食後に飲み忘れる	1日3回の場合6時間以上間隔をあければ,空腹時内服でもよい
仕事が忙しくて,あるいは保育所に行っているので飲ませられない	生活リズムを把握し,可能なら1日2回投与に変更する.
薬の量が多い	処方医は投薬する薬の実際の処方量(成分量ではなく製剤量)を知っておく.図6に1g,2g,3gの見た目量を示す.3gはティースプーンにはおさまらない
いつも薬が飲めないので親があきらめている	(本当に必要なら)「今回は絶対必要なので一緒に飲ませてみましょう」と外来で投薬する.飲めたら褒めまくる.そして,親が家でもできるように励ます

るのでミルクに混ぜてはいけません.クラリス®(クラリスロマイシン)は飲みにくい抗菌薬の代表格ですが,酸性飲料(スポーツドリンク,オレンジジュース,乳酸菌飲料,ヨーグルト,お薬ゼリーでも酸性のもの)と混ぜるとさらに苦みが増すので混ぜてはいけません.アジスロマイシンやセフジトレンピボキシルも同様[7]とされています.ただし,後述するようにプライマリ・ケア外来でマクロライド,第3世代セフェムを処方しないといけない状況はほとんどありません.

4)「薬を飲むのを嫌がる子」への対応

何かに混ぜるときは,食物アレルギーに注意しましょう.また,1歳未満のはちみつ使用も不可です.

表によくあるトラブルと対処法の例をまとめます.あくまでも一例であり,個人個人の特性に合わせて工夫すべきであることはいうまでもありません.

よくあるトラブルとして親からの「薬の量が多い」という訴えがあります.例えば,外来で

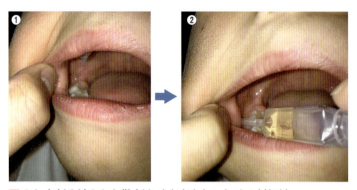

図4 ◆ 水剤や溶かした散剤を吐き出さないための対処法
奥歯と頬粘膜の間に薬を注入する．泣いているときは呼吸に合わせて注入する．

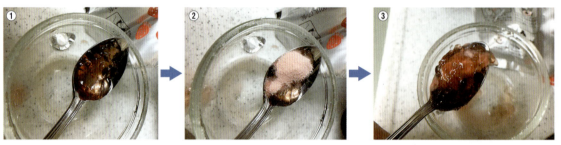

図5 ◆ ゼリーに混ぜても飲まないときの対処法
粉タイプの服薬ゼリーは混ぜるのがよいが，もともとゼリータイプのものは，薬とゼリーを混ぜずに，「ゼリー → 薬 → ゼリー」と，挟み込むようにすると味がマスクされやすい．

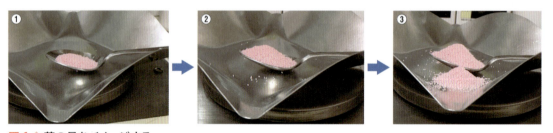

図6 ◆ 薬の量をイメージする
① 1 g：ティースプーンにおさまる．② 2 g：ティースプーンぎりぎり．③ 3 g：ティースプーンからこぼれる．
これだけの量を1回で赤ちゃんが飲むことを想像してほしい．

最もよく使う抗菌薬であるアモキシシリンは20％製剤なら高用量（成分量で90 mg/kg/日）使うと，体重が10 kgしかない小児でも製剤量で4.5 g/日（成分量で900 mg/日）つまり，分3で1回1.5 g，分2で1回2.25 gです．図6に1 g，2 g，3 gの見た目量を示しています．3 gはティースプーンにはおさまりません．10％製剤ならさらに2倍の量であることに注意しておきましょう．通常量の45〜60 mg/kg/日でも体重がある程度あると，1回量は2 gを超えます．電子カルテになって，投与量が自動で計算されるため，実際の投与量のイメージがつかみにくいことが多いです．味も確認する必要がありますし，ぜひ，薬局に足を運んで自分で量を確認

❹ 小児に「飲ませないといけない」薬なのか？

プライマリ・ケアでは，経口抗菌薬の適応は，軽症の肺炎，溶血性連鎖球菌咽頭炎，中耳炎，副鼻腔炎に限られます．そのため，**極論すれば，夜間救急外来において内服抗菌薬で治療開始しないといけない疾患はないといってよいでしょう**．前述した経口抗菌薬の適応疾患においてすべて第一選択抗菌薬はアモキシシリンです．第3世代セフェムが第一選択になることはないですし，マクロライドの適応はマイコプラズマ肺炎と百日咳であり，高リスク者を除けば，その診断と治療開始は急がなくてもよいでしょう．

ご存知の通り，**風邪の鼻水や咳を止める薬にエビデンスはありません**．抗ヒスタミンは副作用の方が問題になることがあります．咳止めの積極投与は控える方がいいでしょう．小児患者を診るときには「その薬は本当に必要なのか？」と自身に問うてみてください．

> **ここがピットフォール**
>
> 小児では「何も処方しない」が最善手であることが多い．丁寧な患者説明が最高の処方！

> **患者さんの経過・その後**
>
> お母さんに中耳炎の治療のために内服抗菌薬の必要性についてパンフレットを見せながら，説明して納得していただいた．難治性ではないのでアモキシシリンは通常量50 mg/kg/日（20％製剤量で3 g/日）に選択し直した．20％製剤を使っても，量が多いので，スプーンにのせて少量ずつ飲ませていくことにした．薬局で処方された薬を外来に持ってきてもらって，見本を見せながら患児に内服させた．意外にもあっさり飲めたのでお母さんも嬉しそうだった．昼間は保育園に行っているので飲ませられないことに対しては，6時間以上あければ1日のうちいつでも飲ませてもよいこととした．「いい子ですね！お母さんの見守りが嬉しかったのかな．もし，明日も飲めないようならまた飲ませてあげますから受診してください」と伝えた．

❺ まとめ

小児の診療は，慣れがないと正しい診断ができません．まずは，正しく診断できる技術を身につけてください．ただし，正しい診断をしたからといって，薬を飲んでくれるとは限りません．時間をかけて何度でも説明と実演をするべきです．保護者もわかっていますが多忙な日常で嫌がる子にやっと飲ませ終えると，十分に褒めずに終わってしまうことがあります．大袈裟でも褒めましょう．褒めるのはタダですしすぐできます．経験がなければ，薬剤師さんとの勉強会，薬の味見の会は必須であると考えます．飲めない子，飲ませられない保護者というレッ

テルを医師が貼ってはいけません．なぜ飲めないのかを考えて，飲めるようにしむけられる医師であるべきです．

謝辞：原稿作成にあたって，小島慶之先生（福井大学医学部附属病院薬剤部），山田健太先生（福井大学医学部附属病院小児科）にご助言をいただきました．深謝申し上げます．

文献

1) 山本知世，百田武司：服薬アドヒアランスの評価に関する国内文献レビュー．日本赤十字広島看護大学紀要，16：57-65，2016
2) Drotar D & Bonner MS：Influences on adherence to pediatric asthma treatment: a review of correlates and predictors. J Dev Behav Pediatr, 30：574-582, 2009
3) 岩井直一：服用性．小児科診療，63：1692-1704，2000
4) 山本修也，他：小児の服薬に関する保護者の認識―抗菌薬を中心に―．新潟県厚生連医誌，15：13-17，2006
5) Nock MK & Ferriter C：Parent management of attendance and adherence in child and adolescent therapy：a conceptual and empirical review. Clin Child Fam Psychol Rev, 8：149-166, 2005
6) Griffin KJ & Elkin TD：Non-adherence in pediatric transplantation：a review of the existing literature. Pediatr Transplant, 5：246-249, 2001
7) 鈴木萌夏，石川洋一：小児・保護者への指導のポイント．「どうしても飲めない高齢者 どうしても飲まない小児への必ず成功する服薬指導」（内田享弘/編），pp57-60，じほう，2017
8) 「全国30こども病院の与薬・服薬説明事例にもとづく 乳幼児・小児服薬介助ハンドブック」（五十嵐 隆/監，日本小児総合医療施設協議会/編），じほう，2013
   ⬆ 小児で使われるさまざまな薬の一つひとつの薬理学的特性と服薬のヒントが記載されている．病院小児科医向けだが一般医も持っておいて損はない．

プロフィール

児玉和彦 *Kazuhiko Kodama*

こだま小児科
専門：小児科，家庭医療．
当院では年齢問わず漢方薬の処方もしますので，内服遵守は大きな問題です．漢方薬は証があっていれば，小児でも案外すんなり飲んでくれます．小児における診断学，そして治療学が現在のライフワークです．HAPPY（小児の病歴と身体診察を学ぶワークショップ）で皆さんと学びあえる機会を待っています．

特集　「薬を飲めない、飲まない」問題

各論❻
飲めないときの対処法：薬剤経路の変更

木村丈司

Point

- 患者さんが薬を飲めないとき，まずは飲めない背景・理由とそれがどの程度続く見込みであるかについて，いったん整理しよう
- 薬剤経路の変更を検討する前に，処方内容の整理についても検討しよう
- 患者さんの病態，嚥下機能や薬剤の内容によって，適切な薬剤経路は異なる

Keyword ▶　ポリファーマシー　　deprescribing　　粉砕法　　簡易懸濁法

はじめに

　「患者さんが薬を飲めない」，この状況にはさまざまな背景や理由があると思います．薬を飲めないときに，患者さんに対して服薬方法をきちんと指導する，一包化や用法を整理する，薬剤の粉砕や簡易懸濁など薬剤経路を変更するといった策を講じることで，何とか飲んでもらえるように対処することは可能です．しかし，この飲めない状況は，ポリファーマシー・不適切処方を見直すよい機会でもあると思います．疾患・病態ごとの服用できない個別の状況の考え方や対処方法については別稿で解説されていますので，本稿では，薬を飲めない状況における処方内容の整理の考え方と，薬剤経路を変更する場合の考え方・注意点について述べます．

今回の患者さん

　43歳，男性．5歳時に脳腫瘍摘出術，放射線治療および脳室－腹腔（V-P）シャント術を施行され，その後複数回V-Pシャント機能不全となりシャントの調整や手術を行っていた．普段はヘッドギアを装着しており，父によるとよくヘッドギアの隙間から頭を掻いていたとのこと．入院前日に父が見たときは明らかな傷などはみられなかったが，入院当日，ヘルパーの方がヘッドギアを外して頭を見ると，チューブがむき出しになっており，当院を受診し緊急入院となった．
　入院時に薬剤師が自宅での服薬状況について本人および家族に面談を行った．本人は意思疎通が

困難で，内服薬は家族が管理していた．以前は錠剤のまま服用できていたが，ここ1～2週間は錠剤を噛んだ後に口の中で長く含みなかなか服用しないため，薬剤を粉砕後に食事に混ぜて服用させていたとのことであった．また，散剤の内服については問題ないとのことであった．内服内容は以下の通り．

- バルプロ酸ナトリウム徐放錠200 mg（デパケン®R） 1回1錠　1日2回（朝夕食後）
- カルバマゼピン細粒50％（テグレトール®） 1回125 mg　1日2回（朝夕食後）
- クロピドグレル錠75 mg（プラビックス®） 1回1錠　1日1回（朝食後）
- アトルバスタチンカルシウム錠10 mg（リピトール®） 1回1錠　1日1回（朝食後）
- フェノフィブラート錠80 mg（リピディル®） 1回2錠　1日1回（朝食後）
- ランソプラゾールOD錠15 mg（タケプロン®） 1回1錠　1日1回（朝食後）
- レボチロキシンナトリウム錠25 μg（チラーヂン®S） 1回1錠　1日1回（朝食後）
- ウラピジルカプセル15 mg（エブランチル®） 1回1カプセル　1日1回（朝食後）
- フェソテロジンフマル酸塩4 mg（トビエース®） 1回1錠　1日1回（夕食後）
- 抑肝散 1回2.5 g　1日1回（就寝前）

❶ 服用できない理由の整理と処方内容の見直しについて

　患者さんが薬を飲めない状況に対応するにあたっては，まずその理由・背景を整理すべきであると思います（総論1「飲めない・飲まないを考える」参照）．またこれらは，一時的な問題の場合と，介入しない限り半永久的に継続する問題にも分けられると思います．飲めない背景・理由を整理しないままの場当たり的な対応は，飲めない状況の根本的な解決につながらない場合もありますので，対処方法を考える前に，その飲めない背景・理由と，それらがどの程度継続する状況であるかを，まずはいったん整理することが重要であると考えます．

　また，薬を飲めない状況は，処方内容を見直し，"deprescribing"，つまり減薬・処方内容を整理するよい機会でもあります．なぜなら，ポリファーマシーとアドヒアランス低下の関係がいくつかの論文で報告されているように[1,2]，ポリファーマシーの是正がアドヒアランス改善にもつながる可能性があるためです．加えて，患者さんの副作用に対する負のイメージや，実際に生じている副作用が原因となってアドヒアランスが低下するケースもあります[3,4]．このような場合，アドヒアランスを高めることでかえって薬物有害事象が問題となる場合もあります．このように，薬が飲めていない状況では，処方内容を見直す姿勢が常に必要であると考えます．

●どの薬剤を中止するか？ ～deprescribingの方法と対象について

　ポリファーマシーへの対応についてはすでに多くの書籍が出版され，この雑誌の読者にとっては馴染みの深い内容かもしれません．ここでは簡単に説明したいと思います．
　Scottらが示したdeprescribingの方法を表1，図1に示します[5]．このなかでは特に，「いつから，どのような経緯で服用を開始したか？」という時系列の情報が重要です．例えばDVT（deep vein thrombosis：深部静脈血栓症）に対する抗凝固薬や，冠動脈ステント留置後の抗血栓療法，特定の感染症に対する抗菌薬のように，適切な治療期間の設定がある薬剤では，いつから服用を開始したかという情報が薬剤の終了時期を考えるうえで必要であるためです．さ

表1 ● Deprescribingのプロトコル

1. 患者さんが服用しているすべての薬剤を把握し，その服用理由を明らかにする
2. 個々の患者さんにおける薬物有害事象のリスクを評価し，deprescribingの介入の必要性の程度を決定する
3. 各薬剤の中止の妥当性を評価する
● 妥当な適応がない ● 処方カスケードの原因となる薬剤 ● 薬剤がもたらす潜在的な有害性が潜在的な有益性を上回る ● 疾患や症状をコントロールする目的の薬剤だが有効でないもの，もしくは症状が既に消失している ● 予防的な薬剤で，患者さんの見込まれる余命を考慮した場合にベネフィットがない ● 患者さんにとって容認できないような治療負担を課す薬剤
4. 薬剤を中止する優先順位を決定する
5. 薬剤の中止レジメンを実施し，中止後の経過を監視する

（文献5を参考に作成）

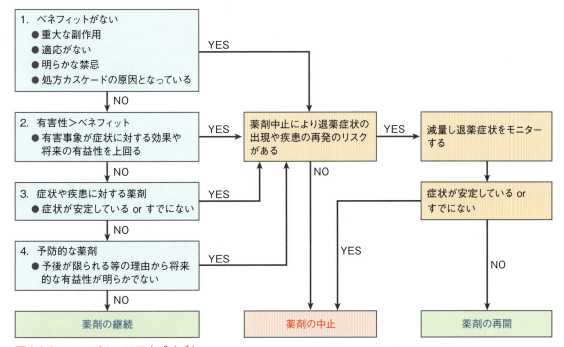

図1 ● Deprescribingのアルゴリズム
（文献5を参考に作成）

らに，薬剤による有害事象が疑わしい場合には，その症状の発現時期と薬剤の服用開始時期の時系列の情報を整理しておくことが，その後の臨床判断を行ううえでの助けとなります．

Deprescribingを実践するうえでは，各薬剤の有するリスクを潜在的なものも含めすべて認識する必要があります．潜在的に不適切な処方を検出するためのツールとして，Beers criteriaや[6]，STOPP/START criteria[7]，本邦では日本老年医学会による高齢者の安全な薬物療法ガイドライン2015があります[8]．ただし，これらのツールのなかに含まれる薬剤がすべて即座に中止すべき対象となるわけではありません．患者背景によってはある程度の潜在的なリスクを許容

しながら使用せざるを得ない場合もあります．Criteriaに必要以上に縛られずに，その背景も理解したうえで上手く活用することが必要です．

また，「処方カスケード」の引き金となっているような薬剤を見逃さないことも重要で，これを見直すことで多くの薬剤の見直しや症状の改善につながることもあります．

さらに「治療目標」を再考することも処方の中止・継続を考えるうえで必要となることもあります．例えば，高血圧や糖尿病などでは，厳格な管理が必ずしもアウトカムの改善につながっていない可能性を指摘した報告がいくつかあります[9〜13]．厳格な治療目標達成のために多くの薬剤を処方し，アドヒアランスが遵守できない状況よりも，治療目標を"緩め"に設定し，必要最低限の処方を各薬剤の意義をしっかりと理解してもらいながら服用する方が，アウトカムの改善につながるかもしれません．ただし，患者背景によって適切な治療目標は異なるため，一律に治療目標を緩めればよいというわけではない点に留意すべきです．

❷ 薬剤経路変更の考え方と注意点

嚥下に問題のある患者さん（**各論1「高齢者の飲めない」**参照）や病態から内服が不可能な患者さんが，薬剤経路変更の対象となります．この場合，服用経路は経口か，経管か，また薬剤を粉砕して服用するのか，簡易懸濁法で服用するのかについて選択していく必要があります（**図2**）．ただし経口内服であっても，苦味や安定性の面から粉砕が不可能な薬剤もあり，また粉砕することでかえって服用が難しくなる場合もあります．

一方，簡易懸濁法とは，錠剤粉砕や脱カプセルをせずに，錠剤・カプセルをそのまま温湯（55℃）に崩壊懸濁させて，経鼻胃管，胃瘻，腸瘻より経管投与する方法です[14, 15]．また，軽度から中等度の嚥下障害で口から服用できる患者さんでも，障害の程度に合わせて，錠剤を懸濁させた液にとろみをつけて服用するなど，簡易懸濁法が利用されることもあります[14]．

表2に簡易懸濁法のメリットを示します．粉砕投与に比べ簡易懸濁法では，調剤時のロスを減らすことができるなどさまざまなメリットがあることから，経管投与の場合には簡易懸濁法を選択することが一般的であると思います．

ただし徐放性製剤など，粉砕も簡易懸濁法も難しい剤形もあり，そのような場合は薬剤の変更が必要になります．βブロッカーや血管拡張薬，気管支拡張薬などでは，貼付薬への切り替えも選択肢になるかもしれません（**表3**）．どの経路・方法がよいかについては，当然ながら患者さんの状態や服用薬の内容にもよって異なり，粉砕や簡易懸濁法の実施にあたってはその他にもさまざまな注意点があります．貼付剤への切り替えにあたっては，換算比や切り替えのタイミング，薬効発現までの時間が問題になる場合もあり，また，そもそもその製剤が院内に採用がない場合もあると思います．詳細は各薬剤の添付文書，インタビューフォームやテキストを参照していただく必要がありますが[14〜16]，まずは身近にいる薬剤師に相談していただくのがよいかと思います．

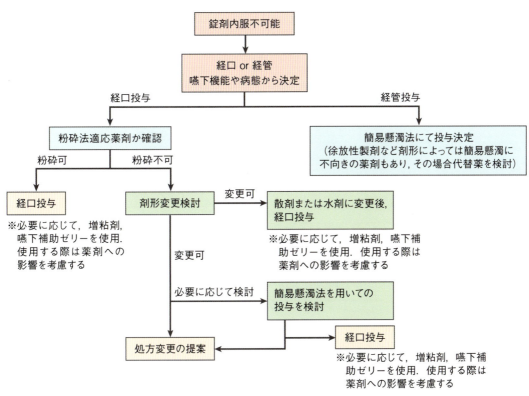

図2 ◆ 錠剤内服不可能な場合の粉砕-簡易懸濁法の決定
（文献14を参考に作成）

表2 ◆ 簡易懸濁法のメリット

1.	GMP（製造品質保持基準：good manufacturing practice）で保証された剤形を投与直前まで保持できる
2.	調剤時の問題点の解決
3.	投与時の問題や経管栄養チューブ閉塞の回避
4.	配合変化の危険性の減少 粉砕法：粉砕して混合したあと，投与日数期間，配合変化の危険性がある 簡易懸濁法：投与前水に入れる10分間のみ
5.	投与可能薬品の増加 錠剤・カプセル剤全1003薬品中-粉砕法：694薬品（69％），簡易懸濁法：850薬品（85％）
6.	投与時に再確認ができる → リスクの回避
7.	中止・変更の対応が容易 → 経済的ロスの削減
8.	細いチューブの使用可能 → 患者QOLの向上

（文献14，15を参考に作成）

表3 ◆ 主な経皮吸収型製剤

一般名	主な商品名	主な適応症
ビソプロロール	ビソノ® テープ	高血圧
硝酸イソソルビド	フランドル® テープ	狭心症
ニトログリセリン	ニトロダーム® TTS®	狭心症
ツロブテロール	ホクナリン® テープ	喘息
フェンタニル	デュロテップ® MTパッチ	がん性疼痛, 慢性疼痛
	フェントス® テープ	
ブプレノルフィン	ノルスパン® テープ	慢性疼痛
リバスチグミン	イクセロン® パッチ	アルツハイマー型認知症
	リバスタッチ® パッチ	
ロチゴチン	ニュープロ® パッチ	パーキンソン病 レストレスレッグス症候群
オキシブチニン塩酸塩	ネオキシ® テープ	過活動膀胱
エストラジオール	エストラダーム® TTS®	更年期障害
	エストラーナ® テープ	
	ディビゲル®	
エストラジオール・ノルエチステロン	メノエイド® コンビパッチ	更年期障害
ニコチン	ニコチネル® パッチ	禁煙

(文献16を参考に作成)

 ここが総合診療のポイント：薬が飲めない患者では，用法をシンプルに！

投与レジメンの複雑さとノンアドヒアランスとの関連を指摘した報告があります[17]．あくまで不要な薬剤が整理されていることが前提ではありますが，薬が飲めない患者さんでは，継続が必要な薬剤はなるべくシンプルな用法にすることが，患者さん自身や介護者の負担軽減にもつながると思います．

患者さんの経過・その後

家族の情報から，患者は経口で内服が可能なものの，薬剤については粉砕する必要があるものと考えられた．また現在はV-Pシャントの機能不全を原因として内服が難しくなっているが，入院後手術予定であったため，病態が改善すれば再度錠剤の服用は可能になる見込みと考えられた．

各薬剤の必要性と薬剤経路の必要性について考えると，本患者は脳腫瘍の術後で，症候性てんかんや脳梗塞の既往，高次脳機能障害による精神運動興奮もあり，バルプロ酸やカルバマゼピン，クロピドグレル，ランソプラゾール，レボチロキシンナトリウム，抑肝散については継続が必要と考えられた．このうち，バルプロ酸徐放錠については徐放製剤のため粉砕不可能であり，徐放性顆粒製剤に変更することとした．

また本患者は，約2年前に脳梗塞を発症した際，アトルバスタチン服用中であったにもかかわらず総コレステロールが300 mg/dL超，LDLコレステロール，中性脂肪がいずれも200 mg/dL超と高

値であったことから，フェノフィブラートが追加されていた（フェノフィブラートとスタチンは腎機能検査値に異常がある場合は原則禁忌である）．

なお，本患者はカルバマゼピンを服用しており，カルバマゼピンによるCYP誘導作用によりアトルバスタチンの血中濃度が低下し，十分に効果が発揮できていなかった可能性がある．しかし，ここ1年は総コレステロール，LDLコレステロール，中性脂肪はいずれも低下しており，さらに入院前に食事摂取量も低下していたため，フェノフィブラートはいったん中止することとした．排尿障害については，以前にコハク酸ソリフェナシンやミラベグロンを使用したものの症状がコントロールできず，ウラピジルおよびフェソテロジンに切り替え，現在は症状がコントロールされており，両剤は継続が必要と考えられた．ただし，フェソテロジンについては徐放性製剤で粉砕不可能である．家族に確認すると，1剤であれば錠剤のままでも服用可能かもしれないとのことであったため，主治医とも相談し，フェソテロジンについては錠剤のままで継続することとした．内服は以下の通り変更した．

- バルプロ酸ナトリウム徐放顆粒（デパケン®R）　1回200 mg　1日2回（朝夕食後）
- カルバマゼピン細粒50％（テグレトール®）　1回125 mg　1日2回（朝夕食後）
- クロピドグレル錠75 mg（プラビックス®）　1回1錠　1日1回〔朝食後（粉砕）〕
- アトルバスタチンカルシウム錠10 mg（リピトール®）　1回1錠　1日1回〔朝食後（粉砕）〕
- ランソプラゾールOD錠15 mg（タケプロン®）　1回1錠　1日1回（朝食後）
- レボチロキシンナトリウム散（チラーヂン®S）　1回25 μg　1日1回（朝食後）
- ウラピジルカプセル15 mg（エブランチル®）　1回1カプセル　1日1回〔朝食後（脱カプセル）〕
- フェソテロジンフマル酸塩4 mg（トビエース®）　1回1錠　1日1回（夕食後）
- 抑肝散　1回2.5 g　1日1回（就寝前）

上記の通り入院時に薬剤経路を変更することで，本患者は内服継続可能であり，それに伴う問題も特にみられなかった．入院後にV-Pシャント抜去術を行い，術後神経症状や創傷治癒は問題なく，錠剤の内服も可能となり，患者は軽快退院した．

❸ まとめ

昨今，残薬問題がクローズアップされていますが，患者さんが薬を飲めない背景には必ず理由があると思います．どのようにして飲んでもらうかを考える前に，なぜ飲めないか，本当に必要な薬は何かについて立ち止まって考え，そのうえで薬剤経路の変更を検討することが必要だと思います．同時に，この問題の解決にあたっては多職種の連携が必須であり，そのためにはお互いの仕事を理解し敬意を払うことが必要であると思います．本稿の内容が多職種の業務理解や連携を深める一助となれば幸いです．

文献

1) Osterberg L & Blaschke T：Adherence to medication. N Engl J Med, 353：487-497, 2005
2) Pasina L, et al：Medication non-adherence among elderly patients newly discharged and receiving polypharmacy. Drugs Aging, 31：283-289, 2014
3) Park JH, et al：Compliance and persistence with oral bisphosphonates for the treatment of osteoporosis in female patients with rheumatoid arthritis. BMC Musculoskelet Disord, 18：152, 2017
4) Campbell NL, et al：Self-Reported Medication Adherence Barriers Among Ambulatory Older Adults with Mild Cognitive Impairment. Pharmacotherapy, 36：196-202, 2016

5) Scott IA, et al：Reducing inappropriate polypharmacy: the process of deprescribing. JAMA Intern Med, 175：827-834, 2015
6) The American Geriatrics Society 2015 Beers Criteria Update Expert Panel：American Geriatrics Society 2015 Updated Beers Criteria for Potentially Inappropriate Medication Use in Older Adults. J Am Geriatr Soc, 63：2227-2246, 2015
7) O'Mahony D, et al：STOPP/START criteria for potentially inappropriate prescribing in older people: version 2. Age Ageing, 44：213-218, 2015
8) 「高齢者の安全な薬物療法ガイドライン2015」（日本老年医学会，日本医療研究開発機構 研究費・高齢者の薬物治療の安全性に関する研究 研究班／編），メジカルビュー社，2015
9) Denardo SJ, et al：Blood pressure and outcomes in very old hypertensive coronary artery disease patients: an INVEST substudy. Am J Med, 123：719-726, 2010
10) Benetos A, et al：Treatment With Multiple Blood Pressure Medications, Achieved Blood Pressure, and Mortality in Older Nursing Home Residents: The PARTAGE Study. JAMA Intern Med, 175：989-995, 2015
11) Action to Control Cardiovascular Risk in Diabetes Study Group, et al：Effects of intensive glucose lowering in type 2 diabetes. N Engl J Med, 358：2545-2559, 2008
12) Duckworth W, et al：Glucose control and vascular complications in veterans with type 2 diabetes. N Engl J Med, 360：129-139, 2009
13) ADVANCE Collaborative Group, et al：Intensive blood glucose control and vascular outcomes in patients with type 2 diabetes. N Engl J Med, 358：2560-2572, 2008
14) 「簡易懸濁法マニュアル」（倉田なおみ，石田志朗／編著），じほう，2017
15) 「内服薬 経管投与ハンドブック 第3版 ―簡易懸濁法可能医薬品一覧―」（藤島一郎／監，倉田なおみ／編），じほう，2015
16) 「患者指導のための剤形別外用剤Q&A」（大谷道輝／編），南山堂，2017
17) de Vries ST, et al：Medication beliefs, treatment complexity, and non-adherence to different drug classes in patients with type 2 diabetes. J Psychosom Res, 76：134-138, 2014

プロフィール　木村丈司　*Takeshi Kimura*

神戸大学医学部附属病院 薬剤部
感染症全般（HIV含む）が専門ですが，ポリファーマシーの問題にも取り組んでいます．小児から高齢者，男性・女性問わず対応できる薬剤師でありたいと思っています．

特 集　「薬を飲めない、飲まない」問題

各論7
飲めないときの対処法：多職種連携

今永光彦

Point

- 他職種との情報共有が「飲めない（飲めていない）」ことへの気づきを促す
- 「飲めない（飲めていない）」ことは患者さんの問題点の一部分かもしれない
- 「飲めない（飲めていない）」ときには多職種でのアプローチが有用

Keyword ▶　服薬アドヒアランス　　多職種連携　　チーム医療のモデル

はじめに

　75歳以上の高齢者において，入院の原因として26％が服薬アドヒアランス不良であったとの報告があり[1]，薬剤の影響を受けやすい高齢者においては，服薬アドヒアランス不良が有害事象に結びつきやすいことが示唆されます．また在宅ケアを受けている高齢者の30.6％にunderadherence[※1]を認め，18.4％にoveradherence[※2]を認めたとの報告があり[2]，特に在宅ケアを受けている高齢者においては，服薬アドヒアランスが不良であることは稀ではないといえます．このように高齢者，特に在宅ケアを受けるような虚弱高齢者ではどのように服薬アドヒアランスを保つかは課題といえます．しかし，心理社会面でも問題がある患者さんも多く，医師のみでのアプローチには限界があるでしょう．本稿では，多職種連携により，どのように服薬アドヒアランスに介入していくかについて事例をもとに解説していきたいと思います．

※1　少なくとも1剤で服薬遵守率が70％未満である．
※2　少なくとも1剤で120％以上の服薬を行っている（過剰に内服している）．

> **今回の患者さん①**　山田さん（仮名）の場合
>
> 　81歳の女性で，糖尿病・高血圧で通院していた方．数年前に夫が他界したのをきっかけに1人暮らしとなった．子どもはおらず，甥が数カ月に1回様子を見に来る程度であった．糖尿病のコントロールが徐々に悪化．きちんと内服できているのかを確認したところ，「薬はきちんと飲んでいます」とのことであった．担当医は，「1人暮らしになり，食生活が乱れているのかな」と感じ，食生活の状況を確認したが，以前と大きな変化はないようであり，内服薬を増量して経過をみていた．しかし，糖尿病コントロールは改善しなかった．
> 　しばらくして，予約日を間違えて，予約外で受診することが多くなってきた．認知機能低下の可能性もあるかと思い，HDS-Rなどのスクリーニングを外来で行おうとするが，「今日は時間がないから」と断られてしまった．外来看護師や事務員に確認したところ，受付時や会計時などにスムーズに手続きができないことも多く，話す内容からも認知機能低下があるのではないかとの指摘であった．認知機能低下により，薬が飲めていない可能性が考えられた．生活状況や服薬状況への不安を担当医は感じ，訪問診療導入とした．
> 　初回訪問時，真夏であったが，エアコンはリモコンの電池がなくなっている状態であり，室内は非常に暑かった．内服薬はどこにしまったのか本人が忘れており，了承を得て探したところ，複数の場所から処方の残薬が大量に見つかった．
>
> 《この時点での処方内容》
> - カンデサルタン 8 mg錠（ブロプレス®）　　1回1錠　1日1回（朝食後）
> - アムロジピン 2.5 mg錠（アムロジン®）　　1回1錠　1日1回（夕食後）
> - グリメピリド 0.5 mg錠（アマリール®）　　1回1錠　1日2回（朝夕食後）
> - シタグリプチン 50 mg錠（ジャヌビア®）　　1回1錠　1日1回（朝食後）
> - メコバラミン 500 μg錠（メチコバール®）　1回1錠　1日3回（毎食後）

❶「飲めない（飲めていない）」「飲み過ぎている」ことへの気づき

1）「飲めない（飲めていない）」と「飲みすぎている」とは

　「飲めない（飲めていない）」のではないかということに注意がいきがちですが，「飲み過ぎている」ということもしばしば問題になります．「飲み過ぎている」場合には，意図的に「飲み過ぎている」場合と意図せずに「飲み過ぎている」場合があります．前者は，症状がつらかったり，より多くの効果を期待して「飲み過ぎてしまう」場合です．睡眠薬・抗不安薬・オピオイド・抗がん剤などがよく問題となります．後者は，認知機能低下に伴い服薬を二重にしてしまう場合などが想定されます．いずれにしても，まずは医療者が患者さんの「飲めない（飲めていない）」「飲み過ぎている」ことへ気づくことが第一歩になります．ただし，患者さんは「飲めない（飲めていない）」「飲み過ぎている」場合にも，それを否定することがしばしばあります．「もしかしたら薬が処方通りに飲めていないのではないか」と疑うことは重要ですが，ただやみくもに疑うことは患者さんとの信頼関係という意味でも適切ではないでしょう．そのような観点で，服薬アドヒアランス不良の要因にはどのようなものがあるかを知り，それに該当する患者さんにはさらに詳細に問診や情報収集を行っていくのがよいでしょう．

表1 ◆ 服薬アドヒアランス不良の要因

患者本人の要因	・認知機能の低下 ・病識に乏しい ・副作用の出現	・精神疾患や抑うつによる拒薬 ・自覚症状がない ・巧緻運動障害や嚥下障害による内服困難	
医療者の要因	・内服薬の数が多く,用法が複雑 ・医師−患者間の関係性が不良	・不十分な説明 ・不十分なフォロー	
社会的要因	・介護者不在	・経済的負担	・薬局までのアクセス不良

(文献3を参考に作成)

2) 服薬アドヒアランス不良の要因

　服薬アドヒアランス不良の要因については**表1**にまとめます．ここでポイントとなるのは，患者本人の要因以外である医療者の要因や社会的要因に目を向けることです．

　これらの要因は，必ずしも医師だけでは把握できない部分もあるかと思います．山田さんの事例においても，外来看護師や事務員からの情報により，認知機能低下があることがわかり，服薬アドヒアランス不良を強く疑うきっかけとなっています．看護師が患者さんの変化や背景を把握していたりすることも多くありますし，特に診療所セッティングでは，事務員が同様の役割を担うことも多くあります．薬剤師が薬に対する不安を聞くことなどは日常的にあるでしょう．**他職種と患者さんについて情報共有を行い，患者さんの背景・状況を把握することが，薬が「飲めない（飲めていない）」ことへの気づきへつながります**．情報共有の方法には，カンファレンス・連絡ノート・ICT・電話・カルテ・雑談などさまざまな方法があります．緊急性や診療のセッティング（外来・在宅・病棟）に合わせて，効率よく情報共有の方法を取捨選択するとよいでしょう．

患者さん①の経過・その後

　担当医は，「薬を出してもこれでは飲んでもらえない．それどころか，薬を誤って飲み過ぎたら，経口血糖降下薬による低血糖の危険もある」と感じた．さらに，薬以外にもさまざまな問題点があることに気がついた．部屋も暑くて，冷蔵庫には腐った食べ物などもあった．熱中症の危険も高い状況であり，食事はちゃんととれているのか，火の元の不始末などによる火事の危険性はないかなどさまざまな健康問題があると感じた．「医療」のみでは解決できる問題は少なく，介護職とも連携して「生活」を支えることが重要と考え，介護保険の申請をすぐに行い，多職種の助けを借りることとした．**図1**のようにさまざまな職種で山田さんを支えることとなった．

　薬に関しては，訪問薬剤の導入を行い，残薬確認およびくすりカレンダーなどの服用管理の工夫を行ってもらった．医師は，中止できる薬剤は中止し，内服の種類を減らして，1日1回朝食後の内服とした．訪問介護もしくは訪問看護が1日1回朝に訪問し，くすりカレンダーから内服薬が正確に服用されていることの見守りを行った（飲めていない場合には服薬の援助を行った）．これらにより，薬剤を正確に服用できるようになった．

　また，各職種が訪問時はエアコンを使用した室温の管理を行うようにした．鍋の焦がしなどもあったため，火の元はIHコンロに切り替えた．金銭管理に関しては，社会福祉協議会が行っている日常

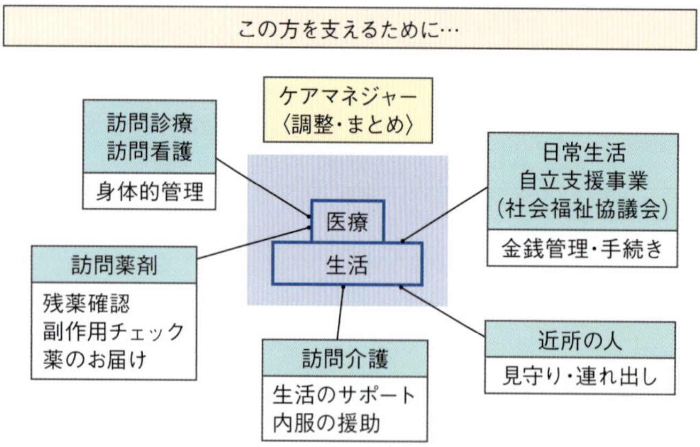

図1 ◆ 本事例の患者さんに対する多職種によるアプローチ

生活自立支援事業を導入した．ご近所にいる民生委員の方が以前から心配して頻繁に本人の様子を見に来てくれていたため，その方にも引き続きの見守りをお願いして，何か気になることがあればケアマネジャーや医師に相談いただくこととした．
　上記内容に関して，甥とも共有を行った．

《整理後の処方内容》
- カンデサルタン8 mg錠（ブロプレス®）　　1回1錠　1日1回（朝食後）
- グリメピリド0.5 mg錠（アマリール®）　　1回1錠　1日1回（朝食後）
- シタグリプチン50 mg錠（ジャヌビア®）　　1回1錠　1日1回（朝食後）

❷「飲めない（飲めていない）」は患者さんの問題点の一部分かもしれない

　この患者さんに関しては，薬が「飲めない（飲めていない）」ことがきっかけとなり，さまざまな介入がなされました．「飲めない（飲めていない）」患者さんは，心理社会面において問題があることも多くなっています．そのような場合には，服薬アドヒアランス不良はあくまで患者さんの問題点の"氷山の一角にすぎない"こともあります．
　服薬アドヒアランス不良が，心理社会面の要因に起因している場合には，その他の健康に関連する問題点がないか検討する必要があります．検討にあたっては多職種からの情報収集とともに，CGA（comprehensive geriatric assessment：高齢者総合機能評価）などを行うと参考になるでしょう．CGAは生活機能（ADL・IADLなど）・認知機能・社会的支援それぞれの側面を評価するものです．包括的に評価を行うことで問題点の抽出が容易となります．また，社会的支援の評価を行う場合には，介護保険による介護サービスなどのフォーマルサービスの他に，民生委員や近所の方・ボランティアからのサポートなどによるインフォーマルサービスの評価も必要でしょう．もしそのような方がいる，もしくは利用可能なインフォーマルサービスがある場合には，フォーマルサービスを行う専門職と連携を図っていくことも大事なことです．

表2 ◆ 服薬アドヒアランスを向上させるための介入

問題点	介入方法
薬や病気への理解度が低い	口頭や書面での説明，薬袋への飲み方の記載
記憶・認知機能が低下している	ピルボックスの利用・一包化・日常行為との関連づけ
独居・ケア提供者の不在	家族による内服の促し・訪問看護等の他職種との連携
薬の内服方法が煩雑	内服数の減量・用法の単純化
巧緻運動障害や嚥下障害がある	錠形や内服方法（服薬ゼリー・とろみ水など）の工夫

（文献4を参考に作成）

表3 ◆ チーム医療の3つの形

multidisciplinary team model（多職種チームモデル）	1名のリーダー（主治医のことが多い）の指示のもと各職種が役割を果たしていく．連携・協働が弱くなってしまう
interdisciplinary team model（相互関係チームモデル）	目的を共有しながらも，個々の役割・機能は決まっている．患者の状態に合わせて，対応する職種が決まる
transdisciplinary team model（相互乗り入れチームモデル）	意見交換ばかりでなく，多職種間の相互乗り入れでケアを行う．各職種は状況に応じて役割が変動し，「役割解放」を行う．役割が不明確となるという問題がある

（文献5を参考に作成）

「飲めるようにすること」に執着せず，それをきっかけとして，患者さん全体の問題解決につなげていくようなアプローチを心がけたいものです．

❸「飲めない（飲めていない）」ときには多職種でのアプローチが有用

　服薬アドヒアランスの問題点とそれぞれに対する介入について，表2に記します．これらの介入は一職種だけでは行うことに限界があります．**ポイントは多職種や家族の協力を得ること**かと思います．特に山田さんの事例のように，背景にさまざまな問題点がある場合にはさまざまな職種で連携して介入していくことが有用です．その際のポイントとして，「薬に関してはこの職種」といったような役割の縦割りは好ましくありません．表3にチーム医療の3つの形を示しますが，transdisciplinary team model（相互乗り入れチームモデル）の形で介入していくことが望ましく，各職種が自宅に訪問した際などに，服薬状況に関して注意を払い情報共有し，介入していくことが重要です．

　山田さんの事例では家族が不在のため，家族への協力の依頼は行っていませんが，いかに家族を巻き込んでいくかも大事な視点です．しかし，家族が非協力的な場合や家族の介護負担につながってしまうこともあります．家族の介護力や介護負担をアセスメントしたうえで，どの程度かかわってもらうか検討する必要があるでしょう．

　また，患者さん本人は薬を管理できるというプライドをもっていることも多く，役割を奪うことで認知機能がさらに低下することもあるため，必要以上に他者が管理しすぎないことを心がけるべきであると思います．

> **ここがピットフォール**
>
> 服薬に対する過剰な管理は，患者−医師関係や認知機能に影響を及ぼすことがあるので注意が必要．

次にもう1例事例をあげたいと思います．

今回の患者さん②　加藤さん（仮名）の場合

80歳女性で，気管支喘息・高血圧・変形性膝関節症・肥満あり，訪問診療を行っていた方．知的障害があり，ADLは屋内を這って移動できる程度であった．同居の子どもも知的障害があり，他の子どもは遠方在住しており，日常的なかかわりは困難．薬の飲み忘れがしばしばあり，管理もずさんであった．訪問薬剤や訪問介護の導入は，金銭的な理由で本人から承諾を得られない状態であった．服薬の問題点として，朝夕の処方での残薬（飲み残しの量）のずれ・薬の種類の違いを理解して服薬するのは難しい・同居家族の服薬管理も期待するのは困難・金銭的な理由で介護サービスの導入ができない，といった点があげられた．

夕食後の内服はできており（本人は夕の薬を飲まないと寝られないと解釈），医師は処方を1日1回夕食後として，一包化した．処方せんが出た後に，家族が薬局に取りに行き，後日ケアマネジャーが薬包に日付を記入した．月に1回の訪問診療の際に空包をケアマネジャーと確認するようにした．介入後，薬の残数は著明に減少した．

❹ 多職種でアプローチできないときにどうするか？

先に述べたように，多職種連携によるアプローチは，服薬アドヒアランスを上げるうえで有用と考えられます．しかし，経済的な理由や患者さんの受け入れなどにより，必ずしも多職種で介入を行えないときがあります．2つ目の事例はそのような患者さんになります．この場合，かかわることが可能な限られた職種が役割を担うこととなります．加藤さんの事例の場合には，医師とケアマネジャーとなります．薬包への日付の記入などケアマネジャーの役割の範疇を超えている部分はありますが，時にこのような「役割解放」がないと介入が困難であることがあります．**介入の必要性を十分共有したうえで，無理がない範囲で行っていくことがポイント**であるかと思います．そのためには，日頃からの「顔の見える関係」構築や信頼関係が重要となるでしょう．

❺ まとめ

服薬アドヒアランスの問題を抽出したり，介入したりするのに，多職種でアプローチを行うことは有用と考えられます．実際にどのような連携を行っていくのかは，個々の患者さんやチーム構成によって異なってくるかと思いますが，目的を共有したうえで，時に「役割開放」を行いながら連携していくことが大事でしょう．

文 献

1) Doggrell SA：Adherence to medicines in the older-aged with chronic conditions: does intervention by an allied health professional help? Drugs Aging, 27：239-254, 2010
2) Gray SL, et al：Medication adherence in elderly patients receiving home health services following hospital discharge. Ann Pharmacother, 35：539-545, 2001
3) Osterberg L & Blaschke T：Adherence to medication. N Engl J Med, 353：487-497, 2005
4) Ownby RL：Medication adherence and cognition. Medical, personal and economic factors influence level of adherence in older adults. Geriatrics, 61：30-35, 2006
5) 「信念対立解明アプローチ入門」（京極 真／著），中央法規，2012

プロフィール
今永光彦　Teruhiko Imanaga
国立病院機構 東埼玉病院 総合診療科
当科では，外来・在宅・施設・病棟とさまざまな場でシームレスな診療を行っています．日々，そのような時・場ともに継続性をもって診療することから学ばせていただくことがあり，高齢者診療の奥深さを感じています．

次号（2018年4月号）の特集は…
「専攻医・指導医のための 地域ヘルスプロモーション実践集！（仮題）」
⇒ 詳しくはp.157をご覧ください．

出雲大社や世界遺産「石見銀山」など、歴史と文化に囲まれた神話のふるさと島根

島根県の地域医療を支えていただく医師を募集しています。

専任スタッフ（医師）が全国どこへでも出張相談に伺い、ご希望にマッチする医療機関をご紹介します。お気軽にお問合わせください。

平成28年度の実績　面談人数：14名　視察ツアー：8件　招へい人数：9名

研修サポート
地域へ赴任する前に、1ヶ月から2年程度研修を受けられる制度があります。

地域医療視察ツアー参加者募集
将来、島根県での勤務をご希望の医師とその家族を対象に、地域医療の視察ツアーを開催します。日程やコースはご希望に応じます。（旅費支給）

島根県医療政策課 医師確保対策室

出雲縁結び空港、萩・石見空港、隠岐空港利用で都市部へのアクセスも便利

● **出雲縁結び空港からの所要時間**
出雲⇔東京（羽田）／約1時間20分
出雲⇔名古屋（小牧）／約1時間
出雲⇔大阪（伊丹）／約50分
出雲⇔福岡／約1時間10分
出雲⇔隠岐／約30分

● **萩・石見空港からの所要時間**
萩・石見⇔東京（羽田）／約1時間30分

● **隠岐空港からの所要時間**
隠岐⇔大阪（伊丹）／約55分（直行便の場合）

※時期により便数、時間等が変わる場合があります。

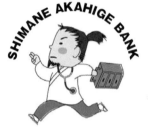

医師募集キャラクター：赤ひげ先生

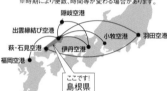
隠岐空港／出雲縁結び空港／萩・石見空港／福岡空港／伊丹空港／小牧空港／羽田空港
ここです！島根県

〒690-8501 島根県松江市殿町1番地　TEL：0852-22-6683
E-mail：iryou@pref.shimane.lg.jp

赤ひげバンク　検索

Book Information

新ビジュアル薬剤師実務シリーズ

上　薬剤師業務の基本[知識・態度]第3版

薬局管理から服薬指導、リスクマネジメント、薬学的管理、OTC医薬品、病棟業務まで

□ 定価（本体 3,800円＋税）　□ B5判　□ 324頁　□ ISBN978-4-7581-0937-6

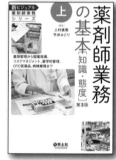

下　調剤業務の基本[技能]第3版

処方箋受付から調剤、監査までの病院・薬局の実務、在宅医療

□ 定価（本体 3,700円＋税）　□ B5判　□ 279頁　□ ISBN978-4-7581-0938-3

編集／上村直樹，平井みどり

- 写真が豊富でわかりやすいと大好評の教科書シリーズを，完全改訂！
- 薬学教育モデル・コアカリキュラムの改訂に対応！
- 薬剤師国家試験の過去問内容を反映し，国試対策にも役立つ！
- CBT対策に役立つ演習問題つき！ 下巻は，Webで動画も見られます！

大好評の薬学生向け実務実習教科書シリーズを改訂！

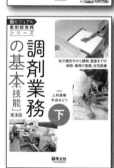

発行 羊土社

どうなる日本!? こうなる医療!!

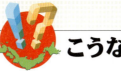

遠隔医療のこれまで，これから①
いまさら聞けない，遠隔医療入門

柏木秀行（飯塚病院 緩和ケア科）

はじめに

　早速ですが，遠隔医療と聞いてどんなことを思い浮かべますか？ 私が指導する研修医にこの質問を投げかけると，多くの研修医はテレビのようなモニター越しに医師と患者さんが対話している光景を思い浮かべるようです．なかには，ディズニー映画のベイマックスのようなロボットが，医師の代わりに医療を提供しているイメージをもっていたユニークな研修医もいました．未来の世界を想像するのは楽しく，子どもの頃に夢見た世界の一部は現実になり，一部はまだまだ夢の世界です．遠隔医療も先の研修医の思い浮かべる光景の通りではないですが，実際にその恩恵を受けている患者さんや医療者が現れています．

　そのようななか，このシリーズを連載するには理由があります．それは，数十年後に今を振り返ったとき，「あのときが日本の遠隔医療の変革点だった」と思えるタイミングだと思うからです．なぜそのように感じるかは，後で述べていきます．本シリーズは第8回日本プライマリ・ケア連合学会学術大会のインタレストグループ「遠隔医療について語ってみよう，触れてみよう」での発表をベースに3回に渡って論じていきます．医師向けアプリ「ヒポクラ」を運営する（株）エクスメディオを通じて出会い，遠隔医療を通じて日本の健康寿命の向上を志す仲間とともに解説します．未来の扉が開く瞬間のドキドキ感を胸に，読み進めていただければ幸いです．

なぜ遠隔医療が注目されているのか？

　なぜ今遠隔医療が注目されているのでしょうか？ それは社会の変化とともに，明確なニーズが生まれたからだと思います．社会の変化とは，規制緩和，技術（テクノロジー）の進歩の2つです．それぞれ見ていきましょう．

1）規制緩和

　私たちが提供する医療は，医師法や医療法といったさまざまな規制のもとに成り立っています．これらの規制は医療の質を担保し，必要な医療が必要な人に，安全に届くことを目的として整備されてきました．一方，医師法・医療法が制定されたのはともに1948年であり，当然のことながら現在の状況を想定したものではありません．そのため規制はその時代の実情に合わせた形で変化させる必要があります．またご存知の通り，高騰する社会保障費と，インフラとして提供されるべき医療の維持をどのようにバランスをとるかという視点も重要です．そのようななか，厚生労働省（当時の厚生省）は1997年に遠隔医療に関する通達『情報通信機器を用いた診療（いわゆる「遠隔診療」）

について』をはじめて出しました．これは遠隔医療元年とされ，今後の広がりが期待されるものでした．さらに，2015年8月には，遠隔診療の適用範囲に対して広い解釈を認める通達を厚生労働省は出しています．加えて2017年7月にはそれまでの通達を補足する形で，遠隔診療の具体的な内容の通知が行われています．こういった規制の変化が，遠隔医療の注目が高まっている要因の1つです．

2）技術（テクノロジー）の進歩

国民の多くがスマートフォンやタブレットを持ち，Wi-Fiなどのネットワーク環境へのアクセスはよくなり，従来から医療への不満の代表でもあった長い待ち時間の解消など，新たなテクノロジーを用いてより利便性の高い医療を受けたいというニーズが生まれました．他の産業でもIoT（Internet of Things）を活用し，さまざまな活動を人の手を介さず多量のデータとして分析することで，新たなイノベーションが生まれています．こういったものを医療にもち込めないか？という視点が生まれることは，むしろ当然でしょう．身につけられる機器（ウェアラブルデバイス）を用いて，バイタルサインを医療者と共有するといったサービスも見かけるようになりました．

以上のような規制緩和と技術（テクノロジー）の進歩に加えて，私たちの生活スタイルや医療に求めるものの変化から，新たな形の医療が必要とされ，その1つが遠隔医療なのだと考えます．

総合診療と遠隔医療

ところで，Gノートの読者の皆さんは，プライマリ・ケアを診療の中心とする方が多いと推測します．遠隔医療と聞くと，それは最先端の医療で，狭い専門性のなかで活用され，特別な機器が必要な初期投資の大きな医療というイメージをもたれる方もいるのではないでしょうか？もし本当にそうだとすると，地域で総合診療を支えるGノートの読者にとっては関係のない話になってしまいますが，実はそうではありません．遠隔医療はおそらく，皆さんが思っているよりもずっと総合診療に親和性が高いのです．例として，厚生労働省の通達[1]で例示された，遠隔診療の対象例一覧（表）を見てみましょう．

いかがでしょう？現在，表にある分野の診療を地域で実践しているのは，まさしくこの原稿を読まれている皆様ではないでしょうか？さらに2017年7月の厚生労働省医政局からの各都道府県知事宛の通達では，禁煙外来を例にあげながら，電子メールやソーシャルネットワーキングサービス（SNS）を利用した診療が可能であることが明記されました．こういった動向からは，少なくとも遠隔医療が広がることを後押しする動きが見てとれます．

では実際に例にあるような遠隔診療をどんどん自分の診療にとり入れればよいのでしょうか？そこは慎重な判断が必要です．厚生労働省より遠隔診療の柔軟な運用の可能性が明示されたことから，今後普及していくことは間違いないと思います．一方，どのような患者さんや診療分野に適応していくと，医療の質や安全性という観点からみても妥当な診療として遠隔診療を運用できるかという点では，この分野にかかわる先行者たちも手探りで進めている状況です．これらを鑑みると，遠隔診療に安易に飛びつくのではなく，読者の皆さんの診療のなかでどのような分野が遠隔診療と親和性が高く，実際にサービスとして広がっていくか見極める必要があると思います．少なくとも私自身は，総合診療分野こそ遠隔診療で大きく変わる可能性を秘めており，だからこそ情報感度を高めておくことが大切だと考えています．私が「あのときが日本の遠隔医療の変革点だった」といつか振り返るタイミングが，まさしく今だと思うのは，以上のような理由からです．

表 厚生労働省により明示された遠隔診療の対象例

遠隔診療の対象	内容
在宅酸素療法を行っている患者	在宅酸素療法を行っている患者に対して，テレビ電話等情報通信機器を通して，心電図，血圧，脈拍，呼吸数等の観察を行い，在宅酸素療法に関する継続的助言・指導を行うこと．
在宅難病患者	在宅難病患者に対して，テレビ電話等情報通信機器を通して，心電図，血圧，脈拍，呼吸数等の観察を行い，難病の療養上必要な継続的助言・指導を行うこと．
在宅糖尿病患者	在宅糖尿病患者に対して，テレビ電話等情報通信機器を通して，血糖値等の観察を行い，糖尿病の療養上必要な継続的助言・指導を行うこと．
在宅喘息患者	在宅喘息患者に対して，テレビ電話等情報通信機器を通して，呼吸機能等の観察を行い，喘息の療養上必要な継続的助言・指導を行うこと．
在宅高血圧患者	在宅高血圧患者に対して，テレビ電話等情報通信機器を通して，血圧，脈拍等の観察を行い，高血圧の療養上必要な継続的助言・指導を行うこと．
在宅アトピー性皮膚炎患者	在宅アトピー性皮膚炎患者に対して，テレビ電話等情報通信機器を通して，アトピー性皮膚炎等の観察を行い，アトピー性皮膚炎の療養上必要な継続的助言・指導を行うこと．
褥瘡のある在宅療養患者	在宅療養患者に対して，テレビ電話等情報通信機器を通して，褥瘡等の観察を行い，褥瘡の療養上必要な継続的助言・指導を行うこと．
在宅脳血管障害療養患者	在宅脳血管障害療養患者に対して，テレビ電話等情報通信機器を通して，運動機能，血圧，脈拍等の観察を行い，脳血管障害の療養上必要な継続的助言・指導を行うこと．
在宅がん患者	在宅がん患者に対して，テレビ電話等情報通信機器を通して，血圧，脈拍，呼吸数等の観察を行い，がんの療養上必要な継続的助言・指導を行うこと．

（文献4より引用）

遠隔医療のスタイル

　本シリーズでは今後，遠隔医療の現在と未来について検討していく予定です．その議論を理解するうえで，知っておいていただきたい概念，遠隔医療のカテゴリーを説明します．遠隔医療にもいくつかカテゴリーがあり，D to P（Doctor to Patient）とD to D（Doctor to Doctor）が大きな分け方の1つです．D to Pは患者さんが直接，何らかの方法で医師から遠隔で医療（診断，治療行為）を提供されるものです．一方，D to Dは医師と医師の間で医療情報をやりとりするものです．私たちが日常的に行う，専門医へのコンサルテーションもD to Dスタイルの診療連携ですが，それを遠隔で行うイメージです．2018年1月の段階では，日本の遠隔医療においてはD to Pは少数派です．D to Pの遠隔医療が日本で広がっていない理由はいくつかあるのですが，海外と比較し医療機関へのアクセスのよさや，公的保険制度の充実などが考えられています．これから遠隔医療の話題にはじめて触れる方は，まずはその遠隔医療がD to Pか，D to Dかという観点から見ていただけるとよいと思います．

　もう1つの遠隔医療を見るときに重要な観点として，医師法で規定される範囲の診療を扱っているかどうかがあります．ご存知の通り，診療は医療行為として，医師法で明確に規定されており，健康保険法で規定され診療報酬をもとに提供されます．一方，医療資格者と電子メールやSNSを使用しての相談は，あくまで相談であり医療行為ではないので，これらを規定する法規制はないのが現状です．少し複雑でわかりにくいかもしれませんが，D to P型の遠隔医療が医師法を遵守すべき診療行為を提供しているものなのか，それとも医師法では規定されない遠隔医療相談なのかを分けて検討することの重要性をご理解いただければと思います（図）．

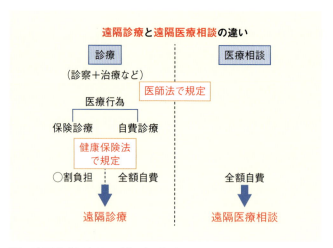

図 遠隔診療と遠隔医療相談の概念図
(文献5より引用)

まとめ

3回シリーズの第1弾として，本稿では遠隔医療の概略を解説しましたが，いかがでしたか？ 第2回となる次回は，今現在，実際にどのような遠隔医療が活用されているのかについて解説したいと思います．本稿で少しでも遠隔医療に興味をもっていただけると幸いです．第2回を楽しみにお待ちください．

文 献

1) 厚生省：情報通信機器を用いた診療（いわゆる「遠隔診療」）について 平成9年12月24日．健政発第1075号 http://www.mhlw.go.jp/bunya/iryou/johoka/dl/tushinki01.pdf
2) 厚生労働省：情報通信機器を用いた診療（いわゆる「遠隔診療」）について 事務連絡 平成27年8月10日. http://www.mhlw.go.jp/file/06-Seisakujouhou-10800000-Iseikyoku/0000094451.pdf
3) 厚生労働省：情報通信機器を用いた診療（いわゆる「遠隔診療」）について 平成29年7月14日．医政発0714第4号
4) 厚生労働省：情報通信機器を用いた診療（いわゆる「遠隔診療」）について 平成9年12月24日（一部改正 平成15年3月31日，平成23年3月31日）〈改正後全文〉．健政発第1075号 http://www.mhlw.go.jp/bunya/iryou/johoka/dl/h23.pdf
5) 加藤浩晃：日本遠隔医療協会ワークショップ（2016/9/18）②遠隔診療サービスの展望. http://digitalhealthnews.jp/2016/09/25/j_telemed_workshop_2016_2/

Profile

柏木秀行（Hideyuki Kashiwagi）

飯塚病院 緩和ケア科

遠隔医療をはじめ，さまざまなヘルスケア分野のベンチャー企業にかかわる機会が増えてきました．目の前の臨床の光景を一緒に変えていく仲間を常に募集しています．お気軽にご連絡ください．（hkashiwagih1@gmail.com）

Common disease診療のための ガイドライン早わかり

第24回 狭心症・心筋梗塞①

佐々木隆史

シリーズ編集：横林賢一（ほーむけあクリニック，広島大学病院 総合内科・総合診療科）
　　　　　　渡邉隆将（北足立生協診療所）
　　　　　　齋木啓子（ふれあいファミリークリニック）

 前提のお話

　今回のテーマは狭心症・心筋梗塞である．日本循環器学会では，日本人対象の研究を多くとり入れた診療ガイドラインを公表している．これから，2回にわたって①心筋梗塞・狭心症の一次予防，②二次予防，③非ST上昇型急性冠症候群，④ST上昇型心筋梗塞，⑤冠攣縮性狭心症の5テーマに分類して日本のガイドラインを中心に解説する．諸疾患リスク別のガイドラインが設定されており，誌面の都合上，すべてを紹介することができないが，詳細は各ガイドラインを読んでもらうことをお勧めする．PCIの実施方法，管理など循環器専門領域が強い分野に関して，また各ガイドラインでクラスⅢのRecommendationは省略する（下記クラス分類参照）．今回は，①一次予防と⑤冠攣縮性狭心症をとり上げて，次号で，③非ST上昇型急性冠症候群，④ST上昇型心筋梗塞，②二次予防についてとり上げる．

　本稿では，「虚血性心疾患の一次予防ガイドライン（2012年改訂版）」[1]，「冠攣縮性狭心症の診断と治療に関するガイドライン（2013年改訂版）」[2] をもとに解説していく．

▶ **クラス分類**[2]

クラスⅠ	：評価法，治療が有用，有効であることについて証明されているか，あるいは見解が広く一致している．
クラスⅡ	：評価法，治療の有用性，有効性に関するデータまたは見解が一致していない場合がある．
クラスⅡa	：データ，見解から有用，有効である可能性が高い．
クラスⅡb	：見解により有用性，有効性がそれほど確立されていない．
クラスⅢ	：評価法，治療が有用でなく，ときに有害となる可能性が証明されているか，あるいは有害との見解が広く一致している．

▶虚血性心疾患（心筋梗塞・狭心症）の一次予防

Point
▶ 危険因子を把握して，介入することが大切
▶ 生活習慣も聴取して改善を促す，特に禁煙は大切

Dr. 佐々木のメッセージ ▶▶▶ 「この患者さんは言っても聞かない人だ」とあきらめない，健康観に絡めた継続的アプローチを

 はじめに

　虚血性心疾患の一次予防ガイドラインでは「一般臨床での狭心症や心筋梗塞などの虚血性心疾患の初回発症予防（一次予防）に寄与することを目的としている」とあり，生活習慣の注意点や危険因子への対応，予防的治療法についての見解が示されている[4]．循環器専門医だけでなく，住民集団をリスク集団としてとらえる総合診療医こそ一読してもらいたい．

　わが国での2015年の急性心筋梗塞の死亡率は人口10万対で，男性34.6，女性25.0であり，心疾患は19％を占めているが，急性心筋梗塞に対するステントの使用が積極的に施行されるようになり，入院しえた症例の死亡率は改善され経年的に減少している．約20年前の論文であるが発症前の状態として梗塞前狭心症を伴わない心筋梗塞を41〜76％に認め，梗塞前狭心症を伴う心筋梗塞に比し急性期死亡率が高率であることが報告されている[3]．心筋梗塞の発症は自宅が66.7％と全体の約2/3を占め，その内訳は睡眠中が14.2％，食事中が12.3％，飲酒中が7.4％，安静時が5.6％，排便・排尿中が4.6％であった[4]．山形県での調査報告では，発症時の症状は胸痛・胸部絞扼感が84％であった．その他，呼吸困難感，嘔吐・嘔気・気分不良，失神・めまい・意識低下などが約1〜2割に見られた[5]．これらの典型的な症状を示さない無症候性虚血性心疾患の頻度は，年齢とともに増加することが報告されており，70歳未満の15％に対して70歳以上で28％であった[6]．

　狭心症は心筋梗塞への序章の病態と捉えられる．労作性と安静性に区別され，労作性狭心症の基礎病変は主に冠動脈硬化であるが，日本人に多い冠攣縮性狭心症は一部の労作性の原因ともなっている．2010年のデータである「平成22年国民健康・栄養調査結果」[7]では，「医師から狭心症と言われたことがある人の割合」は男性3.8％，女性2.8％であり，2000年（平成12年）と比べて男女ともその割合は変わらなかった．住民の自己認識であり，正確な有病率ではないが大きな経年増加はしていないと判断できる（厚生労働省の疫学データは心筋梗塞と狭心症を合わせた虚血性心疾患として統計されているので，狭心症単独での有病率把握は難しい，1985年の久山町研究では労作性狭心症の有病率は，男性11.8/1,000人，女性9.7/1,000人）．

介入のアプローチ

介入のゴールは① 危険因子の減少と，② 適切な生活習慣の維持である．
「虚血性心疾患の一次予防ガイドライン」[1]では一次予防に関係する要因や対応が記載されている．心筋梗塞に対する動脈硬化危険因子として，高血圧 はオッズ比4.80（95％信頼区間，3.80-5.95；$p<0.01$），糖尿病はオッズ比3.44（2.50-4.75；$p<0.01$），喫煙 はオッズ比3.39（2.78-4.18；$p<0.01$），家族歴はオッズ比1.84（1.30-2.62；$p<0.01$），脂質異常症はオッズ比1.28（1.00-1.62；$p<0.05$）である[11]．ここでは危険因子と生活習慣に関係する予防について示す．

▶ 虚血性心疾患に対する危険因子

❶ **年齢要因**：男性 45歳以上，女性 55歳以上．
❷ **冠動脈疾患の家族歴**：両親，祖父母および兄弟・姉妹における突然死や若年発症の虚血性心疾患の既往．
❸ **喫煙**：虚血性心疾患の重要な危険因子である．
❹ **脂質異常症**：高LDLコレステロール血症（140 mg/dL 以上），高トリグリセリド血症（150 mg/dL 以上）および低HDLコレステロール血症（40 mg/dL未満）とし，そのいずれをも危険因子とする．（日本動脈硬化学会の定義[8]）．〔本連載単行本「Commom Diseaseの診療ガイドライン」参照〕
❺ **高血圧**：収縮期血圧140 mmHgあるいは拡張期血圧90 mmHg以上（日本高血圧学会の定義[9]）．〔本連載単行本「Commom Diseaseの診療ガイドライン」参照〕
❻ **耐糖能異常**：① 早朝空腹時血糖値126 mg/dL以上，② 75 g糖負荷試験（OGTT）2時間値200 mg/dL以上，③ 随時血糖値200 mg/dL以上，④ HbA1c値がNGSP値6.5％以上のいずれかが認められた糖尿病型と，空腹時血糖値110 mg/dL以上あるいはOGTT 2時間値140 mg/dL以上の境界型．（日本糖尿病学会の定義[10]）．〔本連載単行本「Commom Diseaseの診療ガイドライン」参照〕
❼ **肥満**：BMI 25 kg/m² 以上またはウエスト周囲径が男性で85 cm，女性で90 cm以上とする．（日本肥満学会の定義[11]）．
❽ **メタボリックシンドローム**：内臓肥満蓄積（ウエスト周囲径が男性で85 cm，女性で90 cm以上）を必須にして，高トリグリセリド血症150 mg/dL以上かつ，または低HDLコレステロール血症（40 mg/dL未満），収縮期血圧130 mmHgかつ／または拡張期血圧85 mmHg以上，空腹時高血糖110 mg/dL以上のうち2項目以上をもつもの．（メタボリックシンドローム診断基準検討委員会[12]）．
❾ **CKD**：尿異常（特に蛋白尿の存在），糸球体濾過量（glomerular filtration rate：GFR）60 mL/分/1.73 m²未満のいずれか，または両方が3カ月以上持続する状態として定義する．（日本腎臓学会の定義[13]）．
❿ **精神的，肉体的ストレス**

なお急性心筋梗塞に対する危険因子について，喫煙や糖尿病などで性差が指摘されている[14]．

▶ **生活習慣による予防**

❶ 運動

　動脈硬化性疾患予防ガイドライン2017[8)]および高血圧治療ガイドライン2014[9)]では、「健康づくりのための運動指針2013」[15)]を推奨しており、基本となる目標は、活発な運動4METs・時を含む、週23 METs・時の活発な身体活動であるが、内臓脂肪を減らすためには10 METs・時以上の運動が推奨されている．

❷ 栄養

- 植物性蛋白質：蛋白質を構成する必須アミノ酸組成や他の栄養成分を考慮して，動物性蛋白質比率は40〜50％の間が推奨される（1：1程度）．
- 糖質：総エネルギーの少なくとも50％以上を摂取することが望ましいとされる．炭水化物（糖質）エネルギー比が高くなるとVLDLの増加をもたらしやすいので，VLDLの増加を伴う場合には糖質，特に果糖，砂糖の摂取量が過剰とならないようにする．
- 脂質：飽和脂肪酸，一価不飽和脂肪酸，多価不飽和脂肪酸の摂取比率は3：4：3程度が目安
- 脂質：多価不飽和脂肪酸のn-6：n-3の比は4：1が目安であるが，n-3系脂肪酸（α-リノレン酸，EPA，DHA）との抗動脈硬化作用を踏まえ，その摂取量を増加させることも考慮．
- 脂質：トランス型脂肪酸は総エネルギーの2％以下に抑える．
- 塩分：成人男性は9.0 g/日未満，成人女性は7.5 g/日未満．ただし，高齢者，高血圧患者，糖尿病患者では食塩感受性者が多く減塩が望ましい．

❸ 飲酒

　エタノール換算で男性20〜30 mL（日本酒1合，ビール中ビン1本，焼酎半合弱，ウイスキー・ブランデーダブル1杯，ワイン2杯弱に相当）/日以下，女性10〜20 mL/日以下．

❹ 禁煙

総合診療医の視点

　年齢や遺伝素因などのリスクは避けられないが，その他の危険因子をいかに軽減させることができるかが，総合診療医の実力と考える．しっかり内服をしてもらうことはもちろん，リスクを患者さんの理解力に合わせて説明し，時間・回数をかけて，その人の健康観に絡めつつ，医師-患者関係を強力にする．そして，健診時・ワクチン時・感冒受診時などの行動変容に対する継続的アプローチが大切である．その背景には，深夜労働や家族介護等の周辺状況もあれば，医療機関までのアクセスや金銭収入の問題などSDH（social determinats of health：健康の社会的決定要因）[16)]の問題や近所・職場付き合いがからむ飲酒・喫煙の環境・文化的なものもあると思う．医師からの介入だけでなく，看護師や事務職員などとも協働して，患者さんにかかわり続けることが大切である．長期間での心イベント減少を実感することは難しいかもしれないが，それが総合診療医の大きな役割である．

紹介のタイミング（循環器内科など）

　理解力や健康観に偏りがある人には，心エコーや頸動脈エコー，脈波検査等による現状の動

脈硬化の可視化や，専門医による違ったアプローチが有効なことがある．

 ## 海外のガイドラインから

　WHOでは2007年に「WHO心血管疾患予防ガイドライン」[17]を出している．これは医療にあまり税金をかけられない発展途上国も含めてのガイドラインで，降圧療法はサイアザイドを第一選択に，と述べている．WHOと米国心臓病学会[18]は脂質異常症において，スタチンによる治療は総リスクが高いほど利益が大きくなると述べているが，LDLや総コレステロール値（TC），TC/HDL-C比を指標とした研究である．米国心臓病学会は中性脂肪単独の評価をLDLをコントロールしたうえでの二次目標として位置づけている．中性脂肪が200 mg/dL以上で，生活習慣で改善されていないときは，必要に応じてスタチン増量やナイアシン，フィブラートを考慮するという表現にとどまっている．また腹囲の基準はBMI > 25 kg/m^{2}のとき，男性101 cm（40 inch），女性89 cm（35 inch）と，男性の腹囲が女性を上回っている．

　低用量アスピリンの虚血性心疾患に対する予防的投与は，AHAをはじめ海外のガイドラインでは推奨されているが，日本ではピロリ菌感染者が多く消化管出血のリスクが高いため，わが国のガイドライン[1]では，複数の冠危険因子をもつ高齢者に対するアスピリン投与のみクラスIIの推奨とされている[19]．

　LDLコレステロールの上昇，HDLコレステロールの低下をもたらすトランス脂肪酸は摂取すべきでないとWHO，米国心臓病学会のガイドラインでは記載されているが，日本のガイドラインや農林水産省は控えめな提言である．また米国心臓病学会では，家族歴，タバコ，食生活，アルコール，運動状況を把握して，血圧，BMI，腹囲，脈拍数，コレステロール，空腹時血糖をチェックすることを危険因子があれば2年ごとに行うよう勧めている．日本では，健康診断が普及しているためかその記述はない．

▶冠攣縮性狭心症

Point
- 冠攣縮性狭心症も心筋梗塞の寄与因子
- 危険因子は，タバコ・アルコール・家族歴
- 治療のゴールは発作時の症状軽減，発作予防による発作の消失

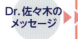 ▶▶ 中年女性の早朝や安静時の胸部違和感に対して，よくあることですよと漫然と放置しない

 ## はじめに

　日本人において，不安定狭心症入院の40％が冠攣縮性と言われている．また239例の多変量

解析より冠攣縮が心筋梗塞発症の重要な寄与因子であることが示されている[20]．急性心筋梗塞後の患者を対象に冠攣縮薬物誘発試験を実施した国際共同研究では，欧米人の陽性率が37％であったのに対し，日本人では80％が冠攣縮陽性であった[21]．日本人の不安定プラーク破裂因子の1つの契機として冠攣縮が関与している．

診断のアプローチ（図）

「冠攣縮性狭心症の診断と治療に関するガイドライン（2013年改訂版）」[2]では，過去の報告を参考に診断基準の統一がなされている．また，泰江らの見解[22]に基づき，診断基準のなかに参考項目が設けられている（図）．臨床的には，冠攣縮性狭心症確定例と疑い例を冠攣縮性狭心症と診断する．

また生活習慣のなかでも喫煙や飲酒は要因としてあげられている．喫煙は冠動脈攣縮の危険因子として認知されており，日本の冠攣縮性狭心症例において常習飲酒習慣が多く認められている．冠動脈疾患には家族内発症が比較的多く認められ，生活習慣に問題がなくても発症する例もあることから，発症に"遺伝要因"も関与することが示唆されている．

▶ 検査

ガイドラインに記載されているなかでも，総合診療医として日常診療になじみのあるものを紹介する．

❶ 標準12誘導心電図
- 非発作時の心電図は正常所見を呈する場合が多い．
- 陽性判定基準：12誘導心電図上に関連する2誘導以上で，0.1 mV以上のST上昇または0.1 mV以上のST下降か，陰性U波の新規出現が記録された場合

❷ Holter心電図
- 冠攣縮性狭心症で胸痛を伴うST変化が確認される頻度は20〜30％程度であり，無症候性冠攣縮が多く存在する．
- 発作は夜間や朝方の安静時に多いことから，入院中以外は発作時のST変化を12誘導心電図で記録できない場合も多い．そのような場合はHolte心電図が最も有用な検査となる．

❸ 運動負荷心電図
　　クラスⅡa　運動耐容能に日内変動が認められる症例への早朝および日中の運動負荷試験．
　　クラスⅡb　状態が安定した冠攣縮性狭心症が疑われる症例への運動負荷試験．
- 運動負荷終了後からST上昇発作が誘発される症例があり，これは冠攣縮性狭心症に特異な現象である．
- 運動負荷を行う時間帯によっても結果が異なる．
- 冠攣縮性狭心症の自然発作の頻度は変動が大きく，自然発作の多い時期や早朝に運動負荷試験を行うと，少なからぬ頻度で発作が誘発される．

❹ 侵襲的評価（心臓カテーテル検査）
　　クラスⅠ　　症候から冠攣縮性狭心症が疑われるが，非侵襲的評価法により病態としての冠攣縮が診断されない例に実施される冠動脈造影検査時のアセチルコリン負荷試験．

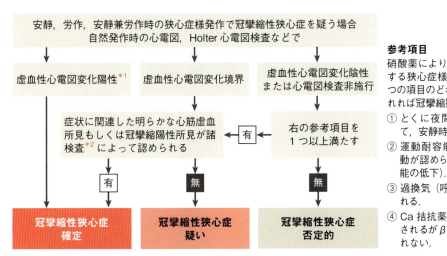

図　冠攣縮性狭心症の診断アルゴリズム

＊1：明らかな虚血性変化とは，12誘導心電図で，関連する2誘導以上における一過性の0.1 mV以上のST上昇または0.1 mV以上のST下降か陰性U波の新規出現が記録された場合とする．虚血性心電図変化が遷延する場合は急性冠症候群のガイドラインA, B)に準じ対処する．

＊2：心臓カテーテル検査における冠攣縮薬物誘発試験，過換気負荷試験などをさす．なお，アセチルコリンやエルゴノビンを用いた冠攣縮薬物誘発試験における冠動脈造影上の冠攣縮陽性所見を「心筋虚血の徴候（狭心痛および虚血性心電図変化）を伴う冠動脈の一過性の完全または亜完全閉塞（＞90％狭窄）」と定義する．

A）日本循環器学会．循環器病の診断と治療に関するガイドライン．非ST上昇型急性冠症候群の診療に関するガイドライン（2012年改訂版）．http://www.j-circ.or.jp/guideline/pdf/JCS2012_kimura_h.pdf（2017年12月閲覧）
B）日本循環器学会．循環器病の診断と治療に関するガイドライン．急性心筋梗塞（ST上昇型）の診療に関するガイドライン．http://www.j-circ.or.jp/guideline/pdf/JCS2008_takano_h.pdf（2017年12月閲覧）

日本循環器学会．循環器病の診断と治療に関するガイドライン（2012年度合同研究班報告）：冠攣縮性狭心症の診断と治療に関するガイドライン（2013年改訂版）．より転載
〔http://www.j-circ.or.jp/guideline/pdf/JCS2013_ogawah_h.pdf（2017年12月閲覧）〕

　　　クラスⅡa　非侵襲的評価法により，病態としての冠攣縮が診断された患者で，薬剤による治療の効果が確認されていないか，または効果が十分でない例に実施される冠動脈造影検査時のアセチルコリン負荷試験．

 ## 治療のアプローチ

　　治療のゴールは，① 発作時の症状が軽減すること，② 発作予防により発作が消失することである．治療としては日常生活の是正，薬物療法，PCIの併用が示されている[2]．

▶ 生活習慣

　　　クラスⅠ　禁煙，節酒，血圧管理，適正体重の維持，耐糖能障害の是正，脂質異常症の是正，過労，精神ストレスの回避．

● 精神的ストレスは冠攣縮性狭心症に対しては，とくに大きく関与していることが記され，予防の重要性を説いている．

▶ 薬物療法

クラスⅠ，Ⅱaのものを筆者の処方例（カッコ内）もあわせて紹介する．

❶ 硝酸薬

クラスⅠ 　発作時の舌下投与（ニトロペン®0.3 mg　1錠），
　　　　　またはスプレーの口腔内噴霧（ニトロール®スプレー　1噴霧），
　　　　　または静脈内投与．

クラスⅡa 　冠攣縮予防のための長時間作用型硝酸薬の投与．発作時の使用（ニトロール®Rカプセル1回10 mg，1日2回）．

- 発作の解除には，ニトログリセリンや速効性硝酸イソソルビドなどの硝酸薬が第一選択薬であり，舌下またはスプレーの口腔内噴霧を行う．5分経過しても効果がみられない場合はさらに1錠（噴霧）を追加すると記載されている[2]．それでも改善しない場合は静脈内投与とされている．なお，筆者は，ニトロール®注を2～5 mg/時で点滴静注を行い，専門医にコンサルトとしている．

- 発作の予防には長時間作用型硝酸薬が有効である．しかし血中濃度が一定であると硝酸薬耐性が生じやすい点から，休薬時間を設けることが重要であると記されている．

❷ Ca拮抗薬

クラスⅠ 　冠攣縮性狭心症へのCa拮抗薬投与（ヘルベッサー®Rカプセル100 mg　1回100 mg，1日2回）．

- Ca拮抗薬は，その種類や作用時間にかかわらず，狭心症発作の予防において有効であり，通常量では副作用の発現も少なく安全に使用できる薬剤である．維持期においては，減量のタイミングで症状が再燃することがあるので，症状やHolter心電図を確認しながら段階的に減量していく．

❸ ニコランジル

クラスⅡa 　冠攣縮性狭心症へのニコランジルの投与（シグマート®錠5 mg　1回5 mg，1日3回）．

▶ PCI

クラスⅡa 　高度な器質的狭窄を伴う冠攣縮性狭心症への，十分な冠拡張薬を併用して施行するPCI．

- 高度狭窄を伴わない薬物抵抗性の冠攣縮に対して，ステントを用いて機械的に攣縮を抑制する症例報告はあるが，現時点では狭窄を有しない冠攣縮に対するPCIの適応はない．

- 日本人では冠攣縮が局所に限局することが少ないので治癒する可能性は低く，最大限の薬物治療に比べてステントで機械的に冠攣縮を抑制するほうが優れているという報告はない．

総合診療医の視点

プライマリ・ケアの外来においても冠攣縮性狭心症を疑う患者さんは多い．逆流性食道炎等の鑑別疾患を考慮しながら，ニトログリセリンによる痛みの軽減と，安静時胸痛，Ca拮抗薬に

よる胸痛回数の減少により冠攣縮性狭心症疑い例として診断，治療継続されることが多いと思う．しかし，難治性冠攣縮性狭心症（2種類の薬剤を使っても効果不十分な胸痛）に関しては適切な治療をしなければ心筋梗塞につながりうるので，心臓カテーテル検査による薬物負荷検査まで考慮すべきであり，専門医にコンサルトすべきである．日本人は冠攣縮が関与する心筋梗塞も多いため，当然，不安定狭心症と診断できる場合は，直ちに専門医へコンサルトする．

紹介のタイミング（循環器内科）

難治性の冠攣縮性狭心症，不安定狭心症を疑う冠攣縮性狭心症の場合．

海外のガイドラインから

欧米人での冠攣縮性狭心症発症率は低いため，米国心臓病学会には独立したガイドラインはなく，急性冠症候群の一環として冠攣縮性狭心症が関与することもあると触れられている程度である．欧州心臓病学会の報告[23]では，不安定狭心症入院の2％程度と報告されている（性差・年齢は日本と同様）．

【謝辞】専門的な視点を含めて多くの助言をいただいた京都民医連中央病院救急科・循環器内科の四方典裕先生にはこの場を借りてお礼を申し上げます．

文献

1) 日本循環器学会：循環器病の診断と治療に関するガイドライン（2011年度合同研究班報告）．虚血性心疾患の一次予防ガイドライン（2012年改訂版）
 http://www.j-circ.or.jp/guideline/pdf/JCS2012_shimamoto_h.pdf
 ▶無料．

2) 日本循環器学会：循環器病の診断と治療に関するガイドライン（2012年度合同研究班報告）．冠攣縮性狭心症の診断と治療に関するガイドライン（2013年改訂版）
 http://www.j-circ.or.jp/guideline/pdf/JCS2013_ogawah_h.pdf
 ▶無料．

3) Ishihara M, et al：Implications of prodromal angina pectoris in anterior wall acute myocardial infarction: Acute angiographic findings and long-term prognosis. J Am Coll Cardiol, 30：970-975, 1997
 ▶無料．

4) 高野照夫，他：Acute coronary syndrome の発症状況　東京都CCUネットワークの分析から．Cardiac Practice, 7：275-280, 1996
 ▶有料．

5) 豊島 拓，他：山形県急性心筋梗塞発症登録評価研究事業 平成27年のまとめ．山形県医師会会報，791：29-34，2017
 http://www.yamagata.med.or.jp/uploads/report/h29/791/791-29.pdf
 ▶無料．

6) 厚生労働省：2015年度 死因簡単分類別にみた性別死亡数・死亡率（人口10万対）
 http://www.mhlw.go.jp/toukei/saikin/hw/jinkou/kakutei15/dl/11_h7.pdf
 ▶無料．

7) 厚生労働省：平成22年 国民健康・栄養調査結果の概要．2012
 http://www.mhlw.go.jp/stf/houdou/2r98520000020qbb-att/2r98520000021c0o.pdf
 ▶無料．

8) 「動脈硬化性疾患予防ガイドライン2017年版」日本動脈硬化学会，2017
 ▶有料．https://e-mr.sanofi.co.jp/-/media/EMS/Conditions/eMR/products/praluent/downloads/ALI_17_06_1451.pdfにガイドライン2017年版の改訂ポイントが記載されており，無料で閲覧できる．（山下静也：LDLコレステロール低下療法up-to-date 動脈硬化性疾患予防ガイドライン2017年版の改訂ポイント）

9)「高血圧治療ガイドライン2014」(日本高血圧学会高血圧治療ガイドライン作成委員会/編),日本高血圧学会,2014
　▶ 有料.http://www.jpnsh.jp/data/jsh2014/jsh2014v1_1.pdf でも公開されており,こちらは無料で閲覧可能.

10)「糖尿病診療ガイドライン2016」(日本糖尿病学会/編著),pp5-22,南江堂,2016
　▶ 有料.http://www.fa.kyorin.co.jp/jds/uploads/GL2016-01.pdf でも公開されており,こちらは無料で閲覧可能.

11)「肥満症診療ガイドライン2016」(日本肥満学会/編),ライフサイエンス出版,2016
　▶ 有料.

12) メタボリックシンドローム診断基準検討委員会:メタボリックシンドロームの定義と診断基準.日本内科学会雑誌,94:188-203,2005
　https://www.jstage.jst.go.jp/article/naika1913/94/4/94_4_794/_pdf
　▶ 無料.

13)「CKD診療ガイド2012」(日本腎臓学会/編),東京医学社,2012
　▶ 有料.https://www.jsn.or.jp/guideline/pdf/CKDguide2012.pdf でも公開されており,こちらは無料で閲覧可能.

14) Kawano H, et al:Sex differences of risk factors for acute myocardial infarction in Japanese patients. Circ J, 70:513-517, 2006
　▶ 無料.

15) 厚生労働省:健康づくりのための運動指針2013
　http://www.mhlw.go.jp/stf/houdou/2r9852000002xple-att/2r9852000002xpqt.pdf
　▶ 無料.

16)「健康の社会的決定要因 確かな事実の探求 第二版」(Wilkinson R & Marmot M/編,髙野健人/監修・監訳,WHO健康都市研究協力センター,日本健康都市学会/訳),健康都市推進会議,2004
　http://www.tmd.ac.jp/med/hlth/whocc/pdf/solidfacts2nd.pdf
　▶ 無料.

17)「WHO心血管疾患予防ガイドライン」(松岡博昭/監,石光俊彦/訳),メディカルレビュー社,2008
　http://apps.who.int/iris/bitstream/10665/43685/2/9784779203299_jpn.pdf
　▶ 無料.WHOのWebサイトで,無料で,閲覧可能.

18) Pearson TA, et al:AHA Guidelines for Primary Prevention of Cardiovascular Disease and Stroke: 2002 Update: Consensus Panel Guide to Comprehensive Risk Reduction for Adult Patients Without Coronary or Other Atherosclerotic Vascular Diseases. American Heart Association Science Advisory and Coordinating Committee. Circulation, 106:388-391, 2002
　http://circ.ahajournals.org/content/106/3/388
　▶ 無料.

19) de Gaetano G:Low-dose aspirin and vitamin E in people at cardiovascular risk: a randomised trial in general practice. Collaborative Group of the Primary Prevention Project. Lancet, 357:89-95, 2001
　▶ 無料.

20) Nobuyoshi M, et al:Progression of coronary atherosclerosis: is coronary spasm related to progression? J Am Coll Cardiol, 18:904-910, 1991
　▶ 無料.

21) Pristipino C, et al:Major racial differences in coronary constrictor response between japanese and caucasians with recent myocardial infarction. Circulation, 101:1102-1108, 2000
　▶ 無料.

22) 泰江弘文:冠攣縮性狭心症の臨床,発生機序ならびに治療―最新の知見をふまえて―.循環器専門医:日本循環器学会専門医誌,15,358-362,2007
　▶ 無料.

23) Lanza GA & Crea F:Vasospastic angina; An article from the e-journal of the ESC Council for Cardiology Practice. E-Journal of Cardiology Practice, 2(9), 2003
　https://www.escardio.org/Journals/E-Journal-of-Cardiology-Practice/Volume-2/Vasospastic-Angina-Title-Vasospastic-Angina
　▶ 無料.

Profile

佐々木隆史(Takafumi Sasaki)
医療生協 こうせい駅前診療所
2003年滋賀医科大学卒業.卒業時は,家庭医療専門プログラムはありませんでしたので,家庭医に憧れつつ循環器内科をSubSpecialityに「カテ医」の修練を積み重ね,今は家庭医・総合診療医として腰を据えています.

聞きたい！知りたい！薬の使い分け

第24回

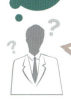

整形外科疾患への鎮痛薬の使い分け
～痛みによってどう使い分ける？ 鎮痛薬しかないの？～

斉藤 究

1 はじめに

　整形外科に受診するまでもないが，かかりつけのプライマリ・ケア医に痛みを訴えられる患者さんは多いと思います．もっと言えば，整形外科でX線やMRIで何ともないよ，と言われ，湿布や痛み止めを処方されたけど痛みが治らないと訴えられて困ったことも多々あるかと思います．

　整形外科の痛みとして有名な「病名」は，変形性関節症，変形性脊椎症などの変性疾患や，神経が痛みの原因とされる腰部脊柱管狭窄症や腰椎椎間板ヘルニアなどでしょう．しかし，それは患者さんが訴えている現在の痛みの本当の「病態」でしょうか．X線を撮ればある程度の年齢になると変形はみられます．MRIを撮れば症状がない人にも脊柱管狭窄は見つかります．真面目に知覚・運動の神経所見をとればとるほど，MRIのヘルニア突出高位と一致しないしびれや痛みを訴える患者さんの方が多いことに気づくでしょう．では，そんな痛みやしびれにどう対処したらよいのでしょう．ただ痛み止めを増やすだけでは原因を治療していることにはなりません．整形外科を受診して原因がないと言われれば，逆にレッドフラッグである可能性は少ないと安心して痛みの原因検索を非専門医でもできるのではないでしょうか．

　本稿では，現在の主要な鎮痛薬を概説するとともに，昨今広まりつつある痛みの治療方法「hydro release」についても触れたいと思います．

2 薬の解説 ～整形外科領域で使う鎮痛薬のおさらい

　現在一般的に用いられている鎮痛薬を簡単に分けると，急性痛に対する鎮痛薬〔非ステロイド抗炎症薬（NSAIDs），アセトアミノフェンなど〕と慢性痛に対する鎮痛薬〔弱オピオイド（トラマドール製剤），セロトニン・ノルアドレナリン再取込み阻害薬（SNRI），アセトアミノフェン，エルカトニンなど〕，神経障害性疼痛に対する鎮痛薬（プレガバリン，ビタミンB_{12}，ノイロトロピン®），鎮痛補助薬（エペリゾン，チザニジン，葛根湯，芍薬甘草湯など）となります（表）．

表　整形外科疾患に用いられる主な鎮痛薬

急性痛	NSAIDs	経口薬	ジクロフェナク（ボルタレン®）
			ロキソプロフェン（ロキソニン®）
			セレコキシブ（セレコックス®）
		経皮用剤	ケトプロフェン（モーラス®テープ）
			ロキソプロフェン（ロキソニン®テープ）
			フェルビナク（セルタッチ®テープ, セルタッチ®パップ）
	アセトアミノフェン（カロナール®）		
慢性痛	弱オピオイド（トラマドール製剤）		トラマール®
			トラムセット®
			ワントラム®
	SNRI		デュロキセチン（サインバルタ®）
	アセトアミノフェン（カロナール®）		
	エルカトニン（エルシトニン®）		
神経障害性疼痛	プレガバリン（リリカ®）		
	ビタミンB_{12}		メコバラミン（メチコバール®）
	ワクシニアウイルス接種家兎炎症皮膚抽出液（ノイロトロピン®）		
鎮痛補助薬	エペリゾン（ミオナール®）		
	チザニジン（テルネリン®）		
	葛根湯		
	芍薬甘草湯		

3　薬の使い分け

1）なんでもNSAIDsはやめよう！

　外傷やぎっくり腰，寝違い，週末に歩きすぎて膝が痛いなどの急性痛のほか，石灰沈着性腱板炎，痛風・偽痛風など明らかな炎症が存在する場合にはNSAIDsがよい適応です．高齢者であれば腎機能障害を考慮してアセトアミノフェン（カロナール®）を用いますが，痛み止め効果は弱いため，脆弱性骨折などではNSAIDsを使用せざるを得ない場合もあります．滑液包炎や上腕骨外側上顆炎など，エコーで痛みを訴える場所にドップラーが陽性であれば局所の炎症所見を裏付けるため，ベタメタゾン（リンデロン®）とリドカイン（キシロカイン®）をエコー下に局注します．

　一方，変形性関節症や慢性腰痛などの慢性痛においては，副作用の観点から毎日NSAIDsを飲み続けることは避けるべきです（副作用の詳細は後述）．

　湿布はどの製剤でも大きく変わりはありませんが，テープ剤は貼り付きがよく関節周囲に使いやすい反面，かぶれやすい患者さんもいます．ケトプロフェン（モーラス®テープ）では日光過敏に注意が必要です．夏季の紫外線の強い時期には残存薬効でも水泡まで形成する皮膚炎を起こすことがあり，被服部位に使用するなど患者指導が大切になります．

痛みの慢性化と広範化

痛みは局所で起こったときに早く止め，慢性痛へと進行させないことが重要です．痛みが長引くことで疼痛部位に対する疼痛回避行動が起こり，身体の他部位への負担を増やし（代償動作），新たな痛みを誘発することになります．局所で起こった痛みは早期に改善されなければ代償が代償を呼び，慢性広範性疼痛（chronic widespread pain）へと進展するとともに，本来の痛みの原因部位をわかりにくくしてしまいます．同時に下降性疼痛抑制系の機能低下や疼痛閾値の低下による痛覚過敏状態，不眠・不安などの自律神経バランスの異常，心理社会的因子による痛みの複雑化も伴いながら痛みの悪循環と廃用が進み，難治性全身性疼痛へと進展し，線維筋痛症様の症状へと進行する患者さんもいます．

2）慢性痛に対する処方

慢性痛を訴える患者さんが現れたら，漫然とNSAIDsを続けるのではなく，下降性疼痛抑制系の機能低下を改善するための薬剤（SNRI，トラマドール製剤）や神経障害性疼痛治療薬を用いて疼痛閾値の低下や痛覚過敏状態から改善させるとともに，これまで見つかっていなかった身体局所の発痛源を検索し治療していきます．局所治療，リハビリ，運動療法などにより疼痛レベルが改善するにつれて，投薬量は減らしていくことが大切です．

a）慢性の痛みにはまずデュロキセチン

SNRIのデュロキセチン（サインバルタ®）はうつ病に続いて糖尿病性神経障害に伴う疼痛，線維筋痛症による疼痛，慢性腰痛，変形性関節症に適応拡大しました．本薬剤は脊髄後角におけるセロトニン・ノルアドレナリンの再取込み阻害作用により鎮痛作用を発揮します．**偏頭痛治療薬のトリプタン系製剤との併用はセロトニン症候群を引き起こす可能性があるため注意が必要です．**

1回20 mg 1日1回朝食後を1週間の処方からはじめて嘔気や傾眠，めまいなどの副作用がないことを確認しながら1回60 mgまで増量を試みます．初回処方時にはメトクロプラミド（プリンペラン®）などを併用しますが，嘔気がなければ中止します．1回20 mgでも十分に変形性関節症や慢性腰痛の痛みが改善する症例を多数経験していますが，承認用量としては60 mgでその鎮痛効果を最大限に発揮するとされています．1日1回の内服でよい点，導入時の嘔気の発現や便秘がトラマドール製剤よりも少ない点で使いやすい薬です．「神経障害性疼痛薬物療法ガイドライン」[1]では三環系抗うつ薬，プレガバリン（リリカ®）に次いで第二選択薬となっています．

b）第二選択にトラマドール製剤

トラマドール製剤は脊髄後角のμオピオイド受容体に結合し侵害刺激の伝達を抑制するとともに，下降性疼痛抑制系を賦活化します．内服初期の嘔気と増量時の便秘が頻度の高い副作用です．デュロキセチンとの併用も可能です．

トラマール®は1錠25 mgから使用可能であり（最大400 mg），高齢者でも導入時の嘔気が少なく使いやすいですが，その反面，鎮痛用量まで増量するには時間がかかります．

トラムセット®は1錠あたりトラマドール37.5 mgとアセトアミノフェン325 mgの合剤です．1回2錠，1日4回計8錠まで増量可能で，便秘が出現したら下剤を併用します．便秘は腸管の

蠕動運動の低下により発症し，センナやマグネシウム製剤で対処可能です．

ワントラム®は1日1回（1回100～300 mg）投与でよいため，トラマール®やトラムセット®を導入後，嘔気がなく症状も安定している患者さんの切り替えに用いています．

c）追加併用にアセトアミノフェン

アセトアミノフェン（カロナール®）は視床下部を中心とした中枢性鎮痛解熱作用と，視床・大脳皮質の痛覚閾値の上昇により鎮痛効果を発揮します．1回1,000 mg，1日4,000 mgまで使用可能で，胃腸障害，腎障害は少なく高齢者でも使いやすい薬剤です．150 mg/kg（体重50 kgで7.5 g）以上では肝機能障害のリスクが高く，市販の風邪薬の併用による過量投与に注意が必要です．高齢者の急性・慢性の痛みにも適しており，デュロキセチンやトラマール®に追加併用することも可能です．

d）眠れない痛みにはプレガバリン

プレガバリン（リリカ®）は神経障害性疼痛治療薬として，これまでメコバラミン（メチコバール®）やワクシニアウイルス接種家兎炎症皮膚抽出液（ノイロトロピン®）などの"消極的"な鎮痛薬しかなかった分野で急進する薬剤で，「神経障害性疼痛薬物治療ガイドライン」[1]では第一選択薬ですが，坐骨神経痛に対する効果はプラセボと比較して有意差を認めないとの報告もあります[2]．

患者さんの「痺れる」という自覚症状だけで処方するのではなく，**他覚的な神経所見と画像所見が訴えと一致すること**，**筋膜性疼痛（後述）が除外される**ことを確認して，確実に神経障害性疼痛であると診断されたならば使ってもいいでしょう．導入時のふらつきやめまい，眠気による転倒や運転に注意が必要で，翌朝に副作用をもち越すことがあります．筆者はむしろ眠気の副作用を利用して，**痛みで眠れない慢性疼痛患者**の睡眠不足の悪循環を改善するために使用し，夕食後に処方することが多いです．

e）その他

古いお薬ですが，エルカトニン（エルシトニン®）の保険適用は「骨粗鬆症による疼痛」であり，セロトニンを介した下降性疼痛抑制系の機能改善効果があり，保険適用となる高齢者では試してみる価値があります．

筋肉の凝りの訴えが強いとき，触診で筋の張りが強いときにはエペリゾン（ミオナール®），チザニジン（テルネリン®），葛根湯を試してみるとよいでしょう．とても反応のよい患者さんもいます．

筋の攣りの頻度が高い場合には芍薬甘草湯も効果的ですが，甘草による偽性アルドステロン症により低カリウム血症が起こることがあるため定期的な採血は必要です．

4 副作用のなかでも，特にここに注意！ ～NSAIDsの注意点

上部消化管潰瘍は慢性的にNSAIDsを服用する患者さんの4人に1人にみられるとも言われ，高リスク（**65歳以上，潰瘍あるいは合併症の既往，抗凝固・抗血小板薬の併用**）の方ではプロトンポンプ阻害薬（PPI）・プロスタグランジン（PG）製剤・高用量H_2受容体拮抗薬の併用が望ましいとされます[3]．

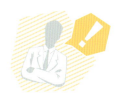

　下部消化管でもNSAIDsの服用により無症候性に出血・穿孔・狭窄が発生することがあり，鉄欠乏性貧血や蛋白漏出につながります．上部・下部消化管内視鏡で異常のない無症候性の鉄欠乏性貧血があれば，小腸潰瘍も念頭におく必要があります[4]．

　また，高齢者に投与したNSAIDsで下腿浮腫や乏尿，血圧低下が出現した経験をおもちの先生もおられるでしょう．NSAIDsによるPGE$_2$の腎血管拡張作用の阻害が問題となり，腎血流低下（**高齢者，既存の慢性腎臓病，高血圧，膠原病で高リスク**）や循環血液量低下（**うっ血性心不全，ネフローゼ症候群，肝硬変，利尿薬の併用で高リスク**）などが腎障害のリスク因子とされています．NSAIDs長期連用による鎮痛薬腎症（間質性腎炎，乳頭壊死）は透析導入の原因として知られます．

　そのほか血栓性心血管リスク，アスピリン喘息やNSAIDs蕁麻疹などの過敏症も知られています．消化性潰瘍リスクと心血管リスクがともに低い患者さん以外は，NSAIDsならばCOX-2選択的阻害薬〔セレコキシブ（セレコックス®）〕を選択し[3]，必要最小限の期間の使用にとどめましょう．

5 患者さんへの説明のコツ

　NSAIDsは抗炎症効果もあり急性炎症には第一選択薬となります．**内服開始時には自覚症状を伴う副作用が少なく導入しやすい反面，起こると怖い重篤な副作用が心配な薬**と言えます．自覚症状がないだけに患者さんも漫然と継続内服しがちであるため，痛いときだけ内服すること，できるだけ早くやめること，胃のムカムカ感や胃部不快，胃痛などがあればやめること，慢性の痛みに対しては慢性疼痛治療薬をベースに用いつつ，お出かけをする日だけ外出前に飲んでおくなどをアドバイスしています．

　慢性疼痛治療薬は，**内服初期に嘔気・傾眠・便秘などの自覚症状を伴う副作用のために内服できない患者さんが存在する反面，内服できれば重篤な副作用なく長期に使用可能な鎮痛薬**と言えます．慢性疼痛治療薬導入時のコツとしては，1週間程度メトクロプラミドを併用することと，嘔気の説明を強調しすぎて負のプラセボ効果を乗せてしまわないように，「長く内服しても胃に負担の少ない痛み止めです．飲みはじめにムカムカしたら無理して内服しなくていいですよ」と伝えています．

6 薬の新常識・新情報 ～発痛源を探し，原因から治療する！

1）痛みの原因検索は圧痛点を探せ！

　画像検査では見つけられない痛みの大きな原因として筋膜性疼痛症候群（myofascial pain syndrome：MPS）があります．外傷だけでなく，同一姿勢の保持，くり返し動作や過負荷，阻血，精神的肉体的ストレスによる筋緊張などがMPSの原因となります．筋が収縮したままとなり十分な伸張性が失われるため[5]，罹患筋自体の鈍痛，筋の付着部の牽引痛，筋出力低下，罹患筋周囲の血管や神経の圧迫による冷感やしびれなどの多彩な症状がみられるようになります．

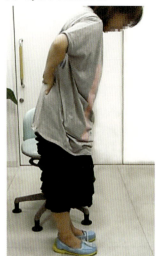 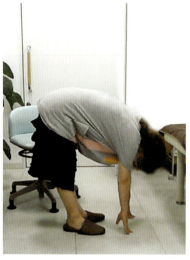

A）hydro release 前　　　B）hydro release 後

前屈はここで限界．　　　腰部起立筋群，殿筋，下腿，腹筋，腸腰筋などに生食を注入することで筋の伸張性の改善と疼痛の改善が得られ，前屈可動域が改善．

図　急性腰痛においてhydro releaseを行った症例

　これは従来より梨状筋症候群（坐骨神経），斜角筋症候群（腕神経叢），円回内筋症候群（正中神経）などで知られている病態です．
　筋肉，腱，靱帯，骨，血管，神経，内臓を全身で取り巻き支えている結合組織膜（fascia：日本語では筋膜，胸膜，内臓被膜などと訳されている）には自由神経終末が張り巡らされており，長時間の圧迫や阻血，癒着などによりfasciaが高密度化することで自由神経終末に緊張が伝わり，ポリモーダル受容器の被刺激性が高まり，疼痛過敏の原因となっていることが推測されています．そのため，痛みの原因となっている部位に圧痛が出現します．この圧痛こそ，われわれ医師が患者さんの発痛源を診断するための大きなヒントになります．

2）痛みの局在診断

　「しびれ」の症状はさまざまな原因で現れるため，MRIでヘルニアや脊柱管狭窄などの画像所見を見つけたとしても，MPSの除外をせずにプレガバリン（リリカ®）を投与するだけでは本当の病態を治療しているとは言えません．収縮したまま硬くなった筋や，癒着して過敏化した筋膜上には圧痛が出現します．皮膚をずらすようにして皮下の組織を触診することで圧痛のある硬結を触知することができます．触診による硬結部位と患者さんによる圧痛の訴えが一致すると，「あー！そこそこ！」と患者さん自身が発痛源と認知し（これをトリガーポイントと言います）教えてくれます．その**圧痛点をエコー下に触診**することで，コリコリと動く硬い筋腹や神経を発痛源として確認することができます．発痛源である筋膜や神経周膜に"生食"[6]を注入することで，筋の短縮が取れ伸張性が改善し，癒着がはがれ，神経の圧迫が解除され，即時に疼痛が軽減または消失し，関節可動域が改善します（図）．この治療は最近"hydro release"と

呼ばれています．エコー下に血管，神経，内臓などの穿刺危険部位を避けながら，筋の硬結部位や滑走の悪い筋膜をリリースします．神経周囲のリリースであれば神経周膜に針先が当たるギリギリに生食を注入することがコツです．腰痛ならば多裂筋・最長筋・中殿筋・腓腹筋など，頭痛では胸鎖乳突筋・後頭下筋群・咬筋・側頭筋など，膝内側痛ならば大内転筋・内側広筋・ハムストリング・腓腹筋などのトリガーポイントが頻度の多いものとなります．

　また，例えば，X線で膝の変形を見つけて，"変形性膝関節症"と病名をつけて鎮痛薬を処方するだけでは，関節外に存在する軟部組織の痛みが本当の原因であることを見逃してしまいます．短縮した筋はその腱の付着部で骨膜を牽引するため，付着部に痛みを生じます．付着部にエコーでドップラー陽性であれば，炎症の存在を疑いベタメタゾン（リンデロン®）の局注を行うとよいのですが，同時にそもそも付着部を持続的に牽引していた筋の短縮自体を改善しなくてはなりません．痛みのある関節周囲の筋を触診し，トリガーポイントを見つけることから，軟部組織の疼痛治療をはじめてみましょう．

さいごに～読者へのアドバイス

　急性・慢性疼痛治療薬と痛みの局在診断の基本について概説しました．くれぐれも臭いものに蓋をするような痛み止めの使い方はせず，理由をもって鎮痛薬を選択するようにしましょう．また，さらなるMPS治療についてはいずれまたお話したいと思います．ぜひ患者さんに触って，圧痛を頼りに原因部位に生食を注射してみてください．思わぬ効果に患者さんと一緒に驚くことになりますよ．

文献

1) 「神経障害疼痛薬物療法ガイドライン 改訂第2版」（日本ペインクリニック学会 神経障害性疼痛薬物療法ガイドライン改訂版作成ワーキンググループ／編），真興交易医書出版部，2016
2) Mathieson S, et al：Trial of Pregabalin for Acute and Chronic Sciatica. N Engl J Med, 376：1111-1120, 2017
3) 益田律子：非ステロイド性抗炎症薬（NSAIDs）とCOX-2選択的阻害薬による副作用とその対処．麻酔，65：709-717，2016
4) Park SC, et al：Prevention and management of non-steroidal anti-inflammatory drugs-induced small intestinal injury. World J Gastroenterol, 17：4647-4653, 2011
5) MAYO CLINIC：Myofascial pain syndrome. 2014
https://www.mayoclinic.org/diseases-conditions/myofascial-pain-syndrome/basics/symptoms-causes/syc-20375444
6) Frost FA, et al：A control, double-blind comparison of mepivacaine injection versus saline injection for myofascial pain. Lancet, 1：499-500, 1980

Profile

斉藤　究（Kiwamu Saito）
医療法人名古屋究佳会 さいとう整形外科リウマチ科 院長
日本整形外科学会専門医，日本リウマチ学会専門医
日々hydro releaseによるMPS治療で慢性疼痛と戦っています．趣味はJAZZ DJ．
編著：「教えて！救急 整形外科疾患のミカタ」（羊土社）
　　→整形外科を専門としない当直医・研修医が，整形外科疾患の患者を前にしたとき，その一晩を乗り切るための本！
DVD：「プライマリ・ケアの疑問　Dr.前野のスペシャリストにＱ！（整形外科編）」（ケアネット）
　　→整形外科疾患患者を診るときの基本を伝授．トリガーポイントについても解説してます．

誌上EBM抄読会

診療に活かせる論文の読み方が身につきます！

情報を上手く取り入れ、一歩上の診療へ

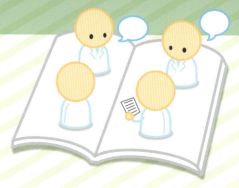

シリーズ編集／南郷栄秀（東京北医療センター 総合診療科）
野口善令（名古屋第二赤十字病院 総合内科）

第22回 名古屋第二赤十字病院総合内科 EBMラウンド
"pain followed by vomiting" は虫垂炎診断に必ず有用か？

林 理生，野口善令

連載にあたって

　EBMスタイルの抄読会とは，ただ英語の文献を読むだけでなく，内容を「批判的吟味」することと，その情報を「どのようにして実際に自分の診療に取り入れるか」を主体的に考えることを主な目的にしています．

　本連載では，東京北医療センター総合診療科の「木曜抄読会」と名古屋第二赤十字病院総合内科の「EBMラウンド」という，臨床の現場で実際に行われているEBMスタイルの抄読会を交代で紹介していきます．各回の構成は，まず研修医が各抄読会のフォーマットに沿って抄読会の内容を紹介し，最後に指導医が抄読会の内容に対して考えていることを紹介します．論文を読むだけの抄読会ではなく，論文を現場での判断にどう活かしていくかという考え方のプロセスをお楽しみください．

EBMラウンドのフォーマット

臨床状況の呈示：疑問が生まれた症例を紹介

Step 1　疑問の定式化（PICO）：疑問を，どんな患者（patient）が，どんな介入（intervention）を受けると，何と比べて（comparison），どうなるか（outcome）で定式化し，カテゴリー（治療・予防・診断・予後・病因・害）を決定．

　概　観：ハリソン内科学やUpToDate®，その他のテキストで現在，標準的（スタンダード）とされていることを調べる

Step 2　情報検索：2次資料などから論文を検索し，今回のPICOに一致する論文を選ぶ

Step 3　論文の批判的吟味：論文の研究デザインに対応する「はじめてシート」※を用いて批判的吟味をする

Step 4　患者への適用：「はじめてアプリシート」※を用いて具体的な個別の判断をくだす．加えて，① 治療の効果は有害副作用に見合うか，② 日本での一般的な使用法と違いはないか，日本の保険適用との整合性はあるか，③ 論文の研究資金を製薬会社から受けていないかなども考慮する

Step 5　振り返り：各Stepについて考察する

※著者が運営するサイトThe SPELL（http://spell.umin.jp/）よりダウンロードできます

臨床状況の呈示

　高血圧の既往のある51歳男性が，前日からの下腹部痛を主訴に市中病院の救急外来を受診しました．眠れないほどの腹痛が受診動機でしたが，その腹痛の数時間前に悪心・嘔吐も伴っていたとのことでした．受診時のバイタルサインは安定しており，下腹部に圧痛はあるものの明ら

かな腹膜刺激徴候は認められず，採血，腹部X線撮影，腹部超音波検査で膵炎，胆石発作，胆嚢炎，水腎症，腸閉塞を示唆する所見は乏しく，アセリオ®（アセトアミノフェン）1,000 mgの点滴で症状が改善していました．

あとは，早期の虫垂炎を除外するために造影CTを撮影するかどうかですが，このとき当直医は以下のことを思い出しました．

「虫垂炎では，ほぼ100 %の症例で**腹痛→嘔吐**の順で起こる」

今回の症例では，腹痛の程度は強いが，「**嘔吐→腹痛**」の順の症状であったため**虫垂炎を除外できる**と考え，造影CTは撮影せず「便秘あるいは胃腸炎初期」の診断で，帰宅の方針としました．しかし患者さんは翌日も腹痛が持続するため，二夜連続で救急外来を受診し，この際には腹膜刺激徴候，McBurney圧痛も顕在化していました．採血で炎症反応の著名な上昇，腹部造影CTで虫垂腫大も認められて，外科にコンサルトされ虫垂炎の診断で入院となり，翌日腹腔鏡下虫垂切除術を施行されました．

虫垂炎は身近な疾患です．早期の虫垂炎を救急外来で見逃してしまって，翌日外科の先生のお世話になった（お叱りを受けた…）という経験がある方もいらっしゃるかもしれません．

今回，実際にこの症例を経験した（勉強熱心な）初期研修医から，「教科書には感度100 %って載っていますけど，本当なんですか？」と相談され，テーマにとり上げました．

✓ Step1：疑問の定式化

P（patient）	：嘔吐を伴う腹痛の成人患者で
I（intervention）	：腹痛が嘔吐に先立つ所見は
C（comparison）	：gold standardと比較して
O（outcome）	：どれだけ正確に虫垂炎の有無を診断できるか
カテゴリー	：診断

診断法の性能を検証するための研究はPICOの形に落とし込みにくいとも言われますが，新たに調べたい診断法を既存の精度の高い診断法（gold standard）と比較する，と捉えるとPICOの形にできます．ここでは後述の批判的吟味でも用いる「はじめてダイアゴンシート」[1]に従って，上記のように定式化しました．

虫垂炎の診断において理想のgold standardは手術所見ですが，腹痛の患者さん全例に侵襲を伴う手術を施行するには倫理的な問題があるため，造影CTでの虫垂腫大といった所見で代用するのが現実的かもしれません．

虫垂炎の診断について，腹痛が嘔吐に先立つ "pain followed by vomiting" という所見は，感度が高いと言われています．2017年2月18日にNHKで放映された，一般の方向けの健康番組「チョイス@病気になったとき」の「まとめスペシャル　虫垂炎&感染性胃腸炎」でも，虫

垂炎の症状として「吐き気や嘔吐より先にお腹の痛みを感じたかどうか」が紹介されています．

「JAMA版 論理的診察の技術」[2]（日経BP社，2010）はJAMAの病歴，身体所見の診断特性に関するシリーズをまとめた"The Rational Clinical Examination: Evidence-Based Clinical Diagnosis"の日本語訳本ですが，そこで取り上げられている虫垂炎の診断における病歴・身体所見のメタアナリシスでは"pain followed by vomiting"という病歴は「虫垂炎の診断において感度100％（！！），特異度64％」と記載があり，このインパクトのある数字は，さまざまな雑誌や医学書に引用されていて，勉強熱心な皆さんもご存知の通りです．

さて，"pain followed by vomiting"という病歴は，虫垂炎において本当に感度は100％なのでしょうか？

「JAMA版 論理的診察の技術」[2]を参照すると，この100％という数字の出どころは，JAMAのThe Rational Clinical Examinationの"Does this patient have appendicitis?"（JAMA, 276：1589-1594, 1996）[3]で引用されている，"An analysis of 1,000 consecutive cases in a university hospital emergency room."（Am J Surg, 131：219-223, 1976）[4]という，なんと40年以上も前の論文であることがわかりました．

その後，新しい知見はないのでしょうか？

✓ Step2：情報検索

では，二次文献を検索してみることにします．

1) UpToDate® [5]

最新版のUpToDate®の"Acute appendicitis in adults：Clinical manifestations and differential diagnosis"の項を参照してみます．

"CLINICAL FEATURES" → "Clinical manifestations" → "History"のなかに，"Nausea and vomiting, if they occur, **usually** follow the onset of pain."と記載がありましたが，ここでは根拠となる引用文献の記載はありませんでした．ちなみに，英和辞典を参照すると"usually"は"80％くらいの頻度"の意で用いられることが多いようです．

2) PubMed [6]

念のため，1976年以降で，腹痛，悪心・嘔吐の順に関する虫垂炎の文献がないかPubMedで検索してみます．

PubMedで調べると（2017年10月13日時点）"Appendicitis"[MeSH]で17,615件，"Vomiting"[MeSH] AND "Abdominal Pain"[MeSH] AND "Appendicitis"[MeSH]で68件検索されました．

そのなかで，1976年以降のものは59件でしたが，個別にタイトル，要約などを参照すると，成人の虫垂炎の病歴，身体所見にかかわる論文は7件まで絞られました．そのなかには，虫垂炎における腹痛と悪心・嘔吐の順の所見に関する文献はありませんでした．

以上から，今回の診断エラーにつながった，以下の論文を批判的に吟味してみることにします．

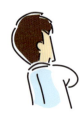

Brewer BJ, et al：An analysis of 1,000 consecutive cases in a university hospital emergency room. Am J Surg, 131：219-223, 1976

✓ Step3：論文の批判的吟味

今回の論文は診断研究ですので，The SPELLの「はじめてダイアゴンシート6.4」[1]（図1）を用いました．

1976年の論文ですので，STARD（Standards for Reporting of Diagnostic Accuracy）声明[7] に準拠した質の高い論文ではありませんでした．この論文は，虫垂炎の診断に対する"pain followed by vomiting"の所見とgold standardの精度の比較に特異的にフォーカスをあてた研究ではなく，腹痛で救急外来を受診する患者において，

① 原因疾患の調査
② 救急外来での腹痛の評価の有用性
③ 外科的な処置を要する急性腹症における臨床所見の特徴を評価すること

を目的とされていました．

1）PICOの吟味

P（patient）に関して吟味します．15歳未満，最近の腹部外傷歴のある患者は除外されており，これは妥当と思われます．ただ，40年前という画像診断技術が発達していない時代背景と，米国というセッティング，人種の違いはあります．また，大学病院の救急外来というセッティングからは，より重症の腹痛患者が受診していた，という選択バイアスが関与している可能性があります．

I（intervention）に移ります．1971年7月から1972年1月の期間に大学病院の救急外来を腹痛で受診した患者に関して，89項目のチェックリストにより標準化した方法で診療録を参照して，データを抽出しています．"pain followed by vomiting"という所見の明確な定義（腹痛と嘔吐に関して，どれくらいの時間差を基準として，同時発症と区別したのか，など）の記載はありませんでした．

C（comparison）の「手術所見」に関しては，虫垂炎のgold standardになります．CTの歴史をひもとくと，この研究でデータ収集された1971年は，まだCTが普及する前の時代のようです．虫垂炎の診断は，手術所見をもって確定したという明確な記載があるわけではありませんが，文脈からはおそらくそう解釈してよさそうです．

O（outcome）に関しては，問題がたくさんありました．まず，腹痛患者1,000例のうち，「虫垂炎」と診断されたのは4.3％に対して，「原因不明の腹痛」の診断カテゴリーに割り当てられた症例が41.3％も占めています．このなかには，救急外来受診時には診断がつかず入院せずとも，後日他院に入院して虫垂炎と診断された症例もあるかもしれません．そのような症例の追跡をする努力をした，という記載はありません．

はじめてダイアゴンシート6.4

Critically appraised topic for Diagnostic study

Reviewer： 林 理生　2017年 10月 13日

authors： Brewer BJ, Golden GT, Hitch DC, Rudolf LE, Wangensteen SL.
title： An analysis of 1,000 consecutive cases in a university hospital emergency room.
citation： American Journal of Surgery 1976; 131: 219-23
PubMed PMID： 1251963

1. 論文のPICOを探る
P：腹痛で救急外来を受診した患者（15歳以上）
I：pain followed by vomiting
C：手術所見
O：どれだけ正確に虫垂炎を診断できるか

2. C（Comparison）はgold standardに近いものになっているか？
☑ gold standardに近いものである　□ gold standardに近いものではない
→それは何か？（手術所見をもって虫垂炎と診断しているようである　　　　　　　　　）

3. 研究で行われた診断法は，いずれも全ての患者で行われているか？
□ 全ての患者で行われている
☑ 一部の診断法を施行していない患者がいる
→それぞれどのくらい？（手術所見で虫垂炎の診断がついているのは43例，手術が行われたのは1,000例中150例のみ，pain followed by vomitingが評価されているのは，ここで明記されているのは234例　）
→どのように扱われている？（サンプリングした1,000例の腹痛患者から恣意的に選ばれた原因疾患の570例（急性虫垂炎 43例，原因不明 406例，胆嚢炎 26例，胃腸炎 68例，腸閉塞 27例）の内，嘔吐も伴った234例の中で"pain followed by vomiting"の診断特性を評価している．　　　　　　　　　　　　　　　　　　　　）
☑ 研究対象となる診断法やgold standardを施行していない患者がいる

4. 研究で行われた診断法と最終診断の判定は，互いに独立に行われているか？
□ 独立に確認されている
□ 一方の診断法の結果を知られた上で他方の診断法が施行されている
→どのような順序？
→その順序は，正確度の評価に影響を与えるか？　○ 与えない　○ 与える
☑ 独立に確認されたか否か不明

5. 研究で行われた診断法と最終診断の判定は，いずれもその方法が明確に記載されているか？
研究対象となる診断法：□ 記載されている　☑ 記載されていない
最終診断（reference standard）：☑ 記載されている　□ 記載されていない

6. 研究で行われた診断法と最終診断の判定は，いずれも再現性があるか？
□ 再現性は明らか
□ 評価はされている
→検査者内一致度，検査者間一致度は評価されているか？　○ 検査者内一致度　○ 検査者間一致度
κ値：
☑ 再現性の評価はない

7. 結果の評価
有病割合＝(a+c) / (a+b+c+d) ＝ (9.0%)
感度＝a/(a+c) ＝ (100%) ＝Sn
特異度＝d/(b+d) ＝ (63.8%) ＝Sp
陽性的中率＝a/(a+b) ＝ (21.4%) ＝PPV
陰性的中率＝d/(c+d) ＝ (100%) ＝NPV
陽性尤度比＝LR+＝Sn/(1-Sp) ＝ (2.76)
陰性尤度比＝LR-＝(1-Sn)/Sp ＝ (0)
その他の評価方法：

		疾患の有無	
		（＋）	（－）
診断法の結果	（＋）	a 21	b 77
	（－）	c 0	d 136

a+b
98
c+d
136
a+b+c+d
234

a+c	b+d
21	213

図1　はじめてダイアゴンシート6.4

表 腹痛の最終診断と"pain followed by vomiting"の関連

診断	症例数	嘔吐あり	pain followed by vomiting
急性虫垂炎	43	21（49％）	21/21（100％）
原因不明	406	105（26％）	21/105（20％）
胆嚢炎	26	20（77％）	20/20（100％）
胃腸炎	68	68（100％）	16/68（24％）
腸閉塞	27	20（74％）	20/20（100％）
合計	570	234（41％）	98/234（41％）

（文献4 table Ⅲを参考に作成）

2）感度はどのように算出されているか

感度100％という数字の算出のされ方にも問題があります．この原著論文[4]では，サンプリングした1,000例の腹痛患者のなかから，恣意的に選ばれた原因疾患の570例（急性虫垂炎43例，原因不明406例，胆嚢炎26例，胃腸炎68例，腸閉塞27例）のうち，嘔吐を伴っていた234例のなかで，pain followed by vomitingという所見を表にまとめて結果で示しているにすぎません（表）．

JAMAのメタアナリシス[3]では，表のなかで，嘔吐を伴った腹痛234例のみを都合よく（？）取り出して，そのなかで虫垂炎診断に関する感度，特異度を算出しているようで，この表をもとに2×2表を作成すると図1の「7．結果の評価」右のようになり，確かに"pain followed by vomiting"の虫垂炎診断における診断特性は，感度100％，特異度63.8％で，文献通りの数字になります．

しかし，この234例は，全例にgold standard（手術）が行われているわけではありません．1,000例中150例に手術を行った，という記載はありましたが，その最終診断の内訳の明確な記載はありませんでした．急性虫垂炎の最終診断は手術をもって行われているとしても，原因不明の腹痛や，胃腸炎には手術はおそらく行われていません．

図1の2×2表を見ると，「d」の「虫垂炎なし，かつ"pain followed by vomiting"なし」が136例ありますが，例えば「虫垂炎なし」，のなかに含まれている，「原因不明105例」のなかには，手術はしていないけれども実は虫垂炎で，"pain followed by vomiting"も生じていなかった，という症例が含まれていたかもしれません．そうであれば，「d」の人数が減って，その分「c」の人数が増える，ということになります．そうなると，感度である「(a/ (a＋c))」も低下することになります．つまり，gold standardを全例に施行できていないことで，診断特性を過大評価している可能性があります．

3）研究対象はどう選定されているか

また，この研究では，対象の選定のしかたにも問題があります．原著に記載はなかったのですが，文脈から研究対象選定フローチャートを作成してみました（図2）．

腹痛で大学病院の
救急外来を受診した1,000例

① 診療録をレビューして，病歴，身体所見，検査所見，X線所見，
培養検査，手術所見から最終診断をチェック

② 緊急手術を要する疾患である，「虫垂炎」，「腸閉塞」，「急性胆嚢炎」の3疾患と，
それと比較するための「原因不明」，「胃腸炎」を選んで抽出（合計570例）

最終診断	頻度（%）
原因不明	41.3
胃腸炎	6.9
骨盤炎症性疾患	6.7
尿路感染症	5.2
尿管結石	4.3
急性虫垂炎	4.3
急性胆嚢炎	2.5
腸閉塞	2.5
便秘症	2.3
十二指腸潰瘍	2.0
月経困難症	1.8
妊娠	1.8
腎盂腎炎	1.7
胃炎	1.4
慢性胆嚢炎	1.2
卵巣嚢胞	1.0
不全流産	1.0
膵炎	0.9
腹部大動脈瘤	0.7
精巣上体炎	0.7

最終診断	症例数
原因不明	406
胃腸炎	68
急性虫垂炎	43
腸閉塞	27
急性胆嚢炎	26
合計	570

③ この5つの原因疾患カテゴリーの計570例のなかで，「腹痛」に
加えて「嘔吐」も伴っていた例をさらに抽出（合計234例）

最終診断	嘔吐ありの症例数
原因不明	105/406（26%）
胃腸炎	68/68（100%）
急性虫垂炎	21/43（49%）
腸閉塞	20/27（74%）
急性胆嚢炎	20/26（77%）
合計	234/570（41%）

④ この「腹痛に加えて嘔吐も伴っていた234例」で，「pain followed by vomiting」の有無と「虫垂炎」か「虫垂炎以外の4カテゴリーの疾患」かの関連性を，2×2表を作成して評価

		虫垂炎 あり	虫垂炎 なし	
pain followed by vomiting	あり	21	77	98
	なし	0	136	136
		21	213	234

⑤ この2×2表から，「pain followed by vomiting」の有無と，「虫垂炎」か「虫垂炎以外の4カテゴリーの疾患」かの診断特性（感度100%，特異度63.8%）を算出

図2 虫垂炎の診断における"pain followed by vomiting"の感度，特異度が算出されるまでのフローチャート
（文献3, 4より作成）
文献3は，文献4のデータを再構成して感度，特異度を算出しています．図の数字は文献4原著に忠実に記載していますが，①の頻度と②の症例数を見比べると小さなズレがあり，その点からも文献4の質の低さが窺われます．

腹痛を主訴に救急外来を受診した15歳以上の患者を連続的にサンプリングしたプロセス①で，さまざまな原因疾患の頻度を示しているのですが，プロセス②で筆者の興味のあるところの，緊急手術を要する疾患である「虫垂炎」「腸閉塞」「急性胆嚢炎」の3疾患カテゴリーと，なぜか

「原因不明」「胃腸炎」の2疾患カテゴリーを抽出して570例に絞られています．その後プロセス③で腹痛に加えて嘔吐もあった234例で"pain followed by vomiting"の頻度を提示しています．この文献が結果として提示しているのは本来ここまでで，プロセス④⑤は，JAMAのメタアナリシス[3]の筆者が独自に感度，特異度を算出しています．

このように偏りのある方法で集められた対象集団で評価された"pain followed by voming"の診断特性は，自身の患者に適用する際には注意を要します．

近年では，診断性能に関する研究の完全かつ確実な報告に向けてSTARD声明が作成されています[7]．そのなかのチェック項目には，「研究対象者の数をフローチャートを用いて報告する」ことが含まれています（http://www.stard-statement.org）．これに準じて，今回の文献のフローチャートも作成してみます（図3）．フローチャートにしてみると，嘔吐を伴う腹痛患者のリクルートの過程が不明瞭であること，さらにgold standardである手術が行われた割合なども明確な記載がないことがわかります．

✓ Step4：患者への適用

患者さんへの適用を検討するため「はじめてアプリシート2.1」[8]（図4）にまとめました．この研究はCTで虫垂炎を評価できない時代の研究で，虫垂炎の診断は病歴，身体所見，血液検査，腹部X線撮影（糞石）などを手掛かりに，強く疑われたら手術をされていたようです．

前述の通り，この論文[4]をもとにJAMAのメタアナリシス[3]では，"嘔吐を伴う腹痛"の症例で"pain followed by vomiting"は虫垂炎においても感度が100％と算出していますが，その過程にはバイアスが発生して過大評価されている可能性があります．

"pain followed by vomiting"という病歴を確認すること自体は，患者さんへの侵襲もコストもほぼありませんし，参考にする価値はありますが，虫垂炎を見逃したときの腹膜炎，腹腔内膿瘍，菌血症，腸管壊死などの重大なアウトカムを考慮すると，決してこの病歴の所見だけを過信せず，検査へのアクセスが良好な環境にあるなら造影CTなどの検査も検査閾値を低めに設定して診療に臨むべきと思われます．

✓ Step5：振り返り

文献の質の問題以外にも，今回の症例では，前日に大量に飲酒しており，急性アルコール中毒による嘔気が目くらましになっていた可能性も疑われました．

今回取り上げた論文で筆者は，病態生理学的には「"pain followed by vomiting"は，管腔臓器の閉塞を示唆し，尿管結石，総胆管結石，腸閉塞，虫垂の糞石の診断に有用かもしれない」とコメントしています．

CTが撮影できなかった時代の腹痛診療の苦労が窺える文献でもありました．

大災害時や，僻地，離島での勤務，船医，南極越冬隊の医師（！），など，医療資源不足で思うように画像検査ができないセッティングは現代でも多岐にわたって存在します．プライマリ・

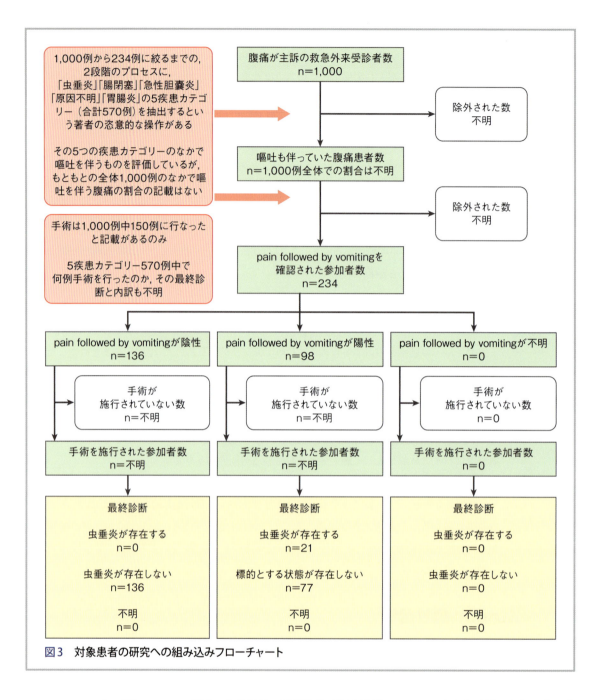

図3 対象患者の研究への組み込みフローチャート

ケア医にとって，病歴，身体所見の診断特性や臨床予測ツールは，大きな武器になります．昔は海外の原著を頑張って読むしかありませんでしたが，近年，「マクギーの身体診断学」[9]（診断と治療社，2014），「JAMA版 論理的診察の技術」[2] といった病歴と身体所見の診断特性に関する日本語訳本が入手でき，「ジェネラリストのための内科診断リファレンス」[10]（医学書院，2014）といった本邦発の著書も記されています．

特に年次の浅い方など，臨床の経験はまだ乏しいけれども，検査をオーダーする前に病歴と

はじめてアプリシート2.1

Application Information to Individual Patient

Reviewer： 林 理生　2017年 10月 13日

1. 目の前の患者のPICOを確認する
P：腹痛で救急外来を受診した患者
I：pain followed by vomiting
C：手術所見
O：どれだけ正確に虫垂炎を診断できるか
疑問のカテゴリー：治療　・　予防　・　⦿診断　・　予後　・　病因　・　害

2. エビデンスはどのようなものか？
2-1）1本の論文について，批判的吟味の結果をまとめる
　2-1-B．診断のカテゴリーの場合
　取り上げた論文の書誌情報　American Journal of Surgery 1976; 131: 219-23
　　①効果の大きさと，その信頼区間（最大効果，最小効果）は？　記載はない
　　②Reference Standardは正しい診断の代わりになるか？
　　　□研究結果の感度，特異度は，真の値に近い　☑研究結果の感度，特異度は，真の値とは異なる
　　③この研究の参加人数と有病割合は？　症例数＝234，有病割合＝9%
2）同じPICOの他の研究の結果はどのようなものか？
　①最新のシステマティックレビュー／メタアナリシスの結果は？
　書誌情報：PubMedで検索する限りは，報告されていない
　②①のシステマティックレビュー／メタアナリシスより後に発表された研究の結果は？
　書誌情報：PubMedで検索する限りは，報告されていない
　③より大規模な研究の結果は？
　書誌情報：PubMedで検索する限りは，報告されていない
2-3）診療ガイドラインでの記載はどのようなものか？
①国内の診療ガイドラインの記載
　ガイドライン名：急性腹症診療ガイドライン2015
　記載内容と推奨：「急性腹症の病歴聴取」の項では，「急性虫垂炎では痛みが上腹部から右下腹部へ移動する」という記載のみにとどまり，"pain followed by vomiting"に関しては言及されていない
②海外の診療ガイドラインの記載
　ガイドライン名：Diagnosis and management of acute appendicitis. EAES consensus development conference 2015. Surg Endosc 2016;30:4668-90
　記載内容と推奨：虫垂炎の臨床症状に関しては，Alvarado scoreといった予測ツールの記載はあるが，"pain followed by vomiting"の記載はない
2-4）その他の2次資料（2次情報）での記載はどのようなものか？
①2次資料（2次情報）名：UpToDate®
　記載内容と推奨：「虫垂炎で悪心・嘔吐を伴う場合は，大抵は腹痛の後に起こる」と記載あり

3. 患者の病状と周囲を取り巻く環境はどのようなものか？
3-1）患者はどのような病状か？
　3-1-A．目の前の患者での治療法や診断法の効果は，その論文や情報が対象としている患者と比べて大きいか，小さいか？
　考慮すべき要因：⦿年齢　性別，⦿人種，⦿病期・重症度，病理，併存疾患（合併症），既に行われている治療内容，その他の要因
　論文の患者よりも　□効果が大きい　□効果は同じ　☑効果が小さい　□不明
　3-1-B．目の前の患者は，その治療や検査を行うことができる状態か？
　☑行うことができる　□行うことができない
　3-1-C．患者はこれまでにどのような医療行為を受けているか？
3-2）周囲を取り巻く環境はどのようなものか？
　3-2-A．その治療や検査を行うために必要となるコストはどのくらいか？
　①治療や検査そのものにかかる費用はどのくらいか？　病歴を確認するだけなので，費用はかからない
　②悪い転帰をたどった場合に追加でかかる費用はどのくらいか？
　3-2-B．患者の置かれた環境でその治療や検査を行うことができるか？　☑できる　□できない

図4　はじめてアプリシート2.1　　　　　　　　　　　　　　　　　　　　　　（次ページへつづく）

```
                          はじめてアプリシート2.1
4. 患者の好みと行動はどのようなものか？
4-1) エビデンスが扱っているアウトカムの中に，目の前の患者にとっての真のアウトカムは含まれているか？
 ✓含まれている  □含まれていない
4-2) 患者の希望は？
 その治療，検査を ✓希望している □希望していない □不明
5. 医療者の臨床経験はどのようなものか？
 その治療，検査を行って ✓良かったという実感がある  □良かったという実感がない  □良くなかったという実感がある
                    □自分では見たり受けたりした経験がないので分からない
6. 目の前の患者に対してどうするか？（臨床判断）
 EBM実践の4要素を考えて，目の前の患者に対してどうするかを判断する
 その治療，検査を ✓行う □行わない
                                                        13
```

図4 はじめてアプリシート2.1（つづき）

身体所見をしっかりとって，患者さんのために少しでもエビデンスに基づいて診断精度を高めたい（不要な検査も行わない）！！という意欲的な方々にとって，病歴，身体所見の診断特性のエビデンスは経験不足をカバーしてくれる武器となりますが，尤度比，感度・特異度の数字の根拠となった文献を批判的に吟味して正しく理解していないと，この症例のように思わぬところで診断エラーにつながることもあり，注意を要します．

✓ おわりに

本稿が読んでくださった方々にとって，「数字に踊らされない」ように「エビデンスを飼いならす」スキルを身につける一助となり，質が高いとは言えない過去の診断研究を現代版にアップデートするために質の高い研究デザインから病歴・身体所見のエビデンスを創出，発信して，プライマリ・ケアの最前線に立つ医師たちへ貢献する動機づけとなれば幸いです．

指導医ノグチの頭のなか

"pain followed by vomiting"（以下PfV）（虫垂炎では腹痛→嘔吐の順に症状が出現する）は，JAMAのThe Rational Clinical Examinationで感度100％の症候として紹介されている有名な症候であり，勉強好きな研修医，臨床医には広く知られている．

感度100％とは，この症候がなければ虫垂炎は除外できるという解釈ができる．つまり，腹痛→嘔吐ではなく，嘔吐→腹痛の順で症状が出現していれば虫垂炎は否定できるという意味である．これだけの病歴で虫垂炎が除外できるとすれば現場の臨床医にとってとても魅力的である．しかし，感度100％という完璧を意味する極端によい研究結果には得てして落とし穴が存

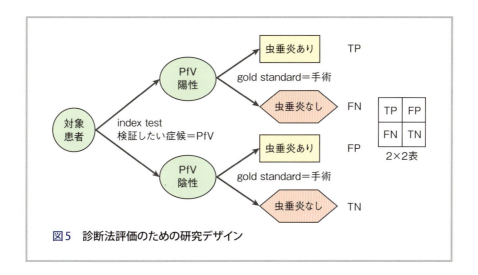

図5 診断法評価のための研究デザイン

在する．そこで，PfVが虫垂炎に対して，どれくらいの診断特性をもつのかをテーマに，The Rational Clinical Examinationの引用文献をおおもとの出典までたどって批判的吟味をしてみたのが今回のラウンドである．

1）診断特性研究のバイアス

診断特性を評価する研究は「理想的」には，

① 患者を集めて研究に組み入れる
② 診断特性を評価したい診断法（index test）を施行し，その結果を判定する
③ 患者全員にgold standardを施行し，その結果を判定する
④ index testとgold standardを比較してTP（真陽性），FN（偽陰性），FP（偽陽性），TN（真陰性）を算出して2×2表を作成し分析する

という手順で行われる．PfVの診断特性の評価では，① 虫垂炎が疑われる患者を集めて研究に組み入れ，② index test＝PfVの有無を判定し，③ gold standard＝手術を施行し虫垂炎の有無を判定して，④ 2×2表を用いて感度，特異度を計算する，という手順になる（図5）．なお，gold standardとは，診断の対象となる疾患の定義のことであり，gold standardが陽性であれば疾患あり，陰性であれば疾患なしと決められる．

この「理想的」研究デザイン通りに研究が実施できないとバイアスの原因になるが，現実にはさまざまな制約があり，理想的な研究デザインをとれないことがある．診断特性を評価する研究のバイアスには種々あるが代表的なものを以下で解説する．

a. ケースコントロールデザインによるバイアス（図6）

典型的なケースコントロールデザインでは，gold standardによる確定診断がついた患者をケース（疾患あり）として，index testを施行し，TP，FNを決定する．この患者集団とは別に，

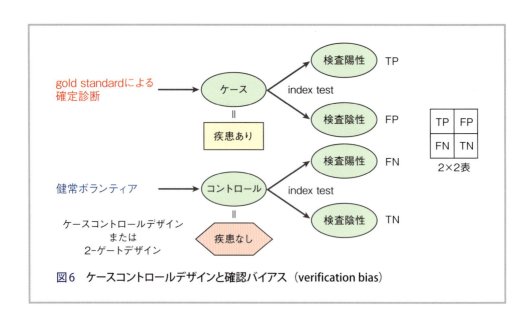

図6　ケースコントロールデザインと確認バイアス（verification bias）

疾患をもっていそうにない集団（例えば，健常ボランティア）からコントロール（疾患なし）を集めてFP，TNを決定するという研究デザインをとる．研究対象を2つの集団から別々に組み入れる（門が2つある）ので2-ゲートデザインとも呼ばれる．ケースコントロールデザインによる診断特性の評価では，診断特性（感度/特異度）が見かけ上高くなり過大評価されることが報告されている．ケースコントロールデザインでは，後述の確認バイアスに加えて，黒（対象疾患あり）と白（健常者）の区別は，黒（対象疾患あり）と灰色（対象疾患はないが他の疾患はあり）の区別よりも簡単であること（ケーススペクラムバイアス）に過大評価の原因がある．

b. 確認バイアス（verification bias）

確認バイアスとはgold standardが侵襲的，コストが高いなどの理由により，研究対象となる患者全員にgold standardが施行されないことによるバイアスである．確認バイアスの典型例は，ケースコントロールデザインによる診断特性の評価であり，コントロール集団にはgold standardが施行されない．見つけにくい「疾患あり」が「疾患なし」と判定されることがあり，診断特性の過大評価の方向に働く．

この研究では，index testはPfV，gold standardは手術所見である．現在であれば，gold standardにはCTなどの画像診断をあてるであろうが，古い年代なので手術所見しか確定診断の方法がなかったのだろう．手術は侵襲的手技であるので，ある程度の根拠がないと施行しにくい．虫垂炎の可能性が高くないのに，確定診断を得るためだけの目的で手術を行うようなデザインは，患者にとって合併症の害のみあって利益がなく非倫理的であるので採用できない．そのため，PfV陰性の患者には，手術による確定診断ができていない可能性が高い．今回吟味した論文では患者組み入れのフローははっきり記載されていないが，確認バイアスは確実にあるだろう．

また，救急外来を受診した患者集団を対象にしたという点では1ゲートであるが，虫垂炎患

者とその他の患者では異なる基準で組み入れている可能性があり，ケースコントロールデザインではないとも言い切れない．

さらに，後向きに診療録をレビューして情報を集めているので，病歴でPfVの順番をしっかり確認して有無の判定をしているかどうか，順番を確認していないため診療録にPfVの記載がない場合にもPfV陰性にしていないか，この点も心許ない．

2）感度100％という値の信頼性

> 《例》ある自治体である日出生した新生児がすべて男児であった．この現象は，以下のどちらの自治体で起こった可能性が高いか
> A市　人口2万人
> B村　人口200人

2つの結果のうちのどちらかにすべてが集中する極端な現象は，サンプル数が少ない方が起こりやすい．A市は人口が多く，1日あたりの出産数もそれなりに多いと考えられるので，偶然によって出生児がすべて男児になるとは想定しにくい．対して，B村は1日あたりの出産数が数件であれば偶然，男児ばかりという現象は十分起こりうると推測される．

臨床研究でも，サンプルサイズが小さいと偶然の影響により極端な結果が出やすくなる．点推定した感度が，偶然による影響でどれくらいのバラツキの幅をもっているかを評価するためには，95％信頼区間を用いる．2×2表（図2）を見ると虫垂炎ありの患者数は21人とサンプル数は少なめである．これから感度の95％信頼区間を計算すると80～100％となった．点推定感度100％であってもかなりばらつき幅があり，100％という値をそのまま鵜呑みにはできないことがわかる．

3）今回のラウンドからの教訓

PfVは感度100％と報告されているが，それだけを根拠に虫垂炎を除外するのは危険である．極端によい値が報告されている感度や特異度は，たとえ有名なものであっても原典までたどって批判的吟味を行ってみる必要があることを痛感した．

文　献

1) はじめてダイアゴンシート 6.4：http://spell.umin.jp/BTS_Diag6.4.pdf
2) 「JAMA版 論理的診察の技術」（Simel DL & Rennie D/編，竹本 毅/訳），日経BP社，2010
3) Wagner JM, et al：Does this patient have appendicitis? JAMA, 276：1589-1594, 1996
4) Brewer BJ, et al：Abdominal pain. An analysis of 1,000 consecutive cases in a university hospital emergency room. Am J Surg, 131：219-223, 1976
5) UpToDate®：https://www.uptodate.com/
6) PubMed：https://www.ncbi.nlm.nih.gov/pubmed
7) STARD 2015：http://www.stard-statement.org
8) はじめてアプリシート 2.2：http://spell.umin.jp/BTS_AP2.2.pdf
  ▶ 評価時はアプリシート2.1を用いた．
9) 「マクギーの身体診断学　改訂第2版／原著第3版」（柴田寿彦，他/訳），診断と治療社，2014

10) 「ジェネラリストのための内科診断リファレンス」(酒見英太/監, 上田剛士/著), 医学書院, 2014
11) The SPELL – The Square of Practicing EBM and Lifelong Learning：http://spell.umin.jp/
12) 「臨床医のための臨床研究デザイン塾テキスト⑦ 診断法を評価する 〜いつも行なっている検査は有用か？〜」(杉岡 隆/他, 著), 健康医療評価研究機構, 2014
13) 辻岡勝美：X線CT装置の歴史—過去, 現在, そして未来—. 日本放射線技術学会雑誌, 58：67-71, 2002

Profile

林　理生（Michio Hayashi）

福島県立医科大学 白河総合診療アカデミー
医師として12年目となりました．これといってとり柄もない平凡な内科医に過ぎませんが，学生時代，研修医時代から上田剛士先生を含め多くの素晴らしい臨床医に出会い，御指導をいただく機会に恵まれました．そんな恩師の先生方に少しでも近づけるように奮闘する日々です．

野口善令（Yoshinori Noguchi）

名古屋第二赤十字病院 総合内科
今回の抄読会は，2017年2月に開催した「福島診断推論セミナー・白河FACE」で行ったワークショップの内容をまとめたものです．福島診断推論セミナーは，診断推論に興味のある医学生，研修医の参加を歓迎します．

「伝える力」で変化を起こす！
ヘルスコミュニケーション
医師 × 医療ジャーナリストが考える臨床でのコツ

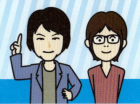

この連載では
臨床の現場でぶつかるさまざまな壁．「患者さんに説明したはずなのに覚えてくれていない…」「『わかりました』と言ってくれたのに協力してもらえない」などの医師−患者関係にかかわるものから，地域住民向けの健康講演会まで．実はこうした日々の問題は，「伝え方」にほんのちょっと気をつけるだけで解決する場合があるのです．臨床現場で日々課題に向き合う医師と，コミュニケーションの最前線で働くジャーナリストが，現場で役立つ「ヘルスコミュニケーション」について考えます．

第3回
患者さんが治療に協力してくれない！ ～ICはもう古い？

柴田綾子，市川　衛

【ある金曜日の夕方・・・】

（市川）柴田さん，今夜のGノート編集部との連載会議，間に合いそうですか？

（柴田）患者さんへのムンテラ（注1）が，ちょっと時間がかかりそうで．「胸が痛い」ということで何度も来院されているんですが，今の状態なら検査の必要はないと伝えても反応が悪くて…．今日はご家族を交えて，もう一度IC（注2）しようと思っています．

うーん，それは大変ですね…．参考になるかわかりませんが，テレビの世界では視聴者の常識に反することを伝える際には，「巻き込む・参加してもらう」ことが大事だと言われています．自分の常識や希望と違うことをいくら説明されても，なかなか心に残らないのですが，例えばクイズにして視聴者自身に考えてもらうと，すっと伝わることがあるんです．テレビ番組で冒頭にクイズが出てくるのは，そういう効果もあるからなんですね．

なるほど…．確かに，これまで「説明しよう」とはしてきましたが，「一緒に考えてもらおう」とはしてこなかった気がします．そういえばこの前，勉強会で「シェアード・ディシジョンメイキング（shared decision making：SDM）」という考え方について聞いたんですが，それに近いかもしれません．

へえ，どんな考え方なんですか？

注1　ムンテラ：ドイツ語mund（口）–therapie（治療）が語源と言われている
注2　informed consent（IC）：説明と同意．アイシーと呼ぶことがある

ちょっと深掘り！ミニ知識

1 シェアード・ディシジョンメイキング（SDM）って？

1982年頃，米国で提案された新しい医師−患者関係のモデルです．ICでは「医療者が最良と考える方法を患者に説明し，患者が同意する/しない」という点に重きがおかれているのに対し，SDMでは「患者と医療者が解決策を協力して見つけ出そうとする」という点で異なっています[1]．SDMには以下の4つの要素があると言われています[2]．

1) 医師と患者の両方が参加する
2) 医師と患者のお互いが情報を共有する
3) 好ましい治療方法に関して，お互いが合意形成の段階をふむ
4) 実施する治療に関して合意をつくる

2 SDM，実際にどうやるの？

SDMはいろいろな形で発展してきましたが，2017年に3トークモデルが提案されました（図1）[3]．

◆ステップ①　チームトーク

医療者と患者はチームとして一緒に最適な方法を選んでいくことを患者に伝えます．治療にはいくつかの選択肢があること，患者個人の希望に沿った選択が尊重されることを伝えます．

◆ステップ②　オプショントーク

それぞれの選択肢に関して詳細な情報を提供します．各選択肢の利点および不利な点（リスク）について説明します．

◆ステップ③　ディシジョントーク

患者が選択するのを支援します．医療者として正しい情報を患者に提供し，それらの情報に基づき患者が自分の希望に沿って選択できるようにします．

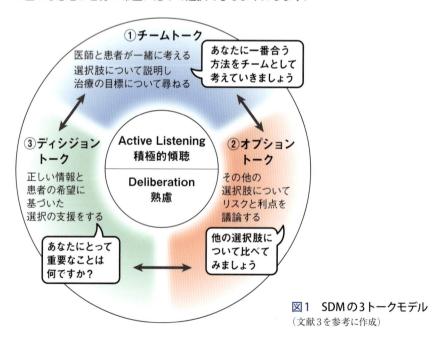

図1　SDMの3トークモデル
（文献3を参考に作成）

なるほど〜，確かに意思決定に患者さんに「参加してもらう」ことで納得感が得られるかもしれませんね．でも「全部の選択肢を説明する」って，実際には難しいし，かえって時間もかかっちゃいそうな気がします．実際のところ，効果って確かめられているんでしょうか？

そうですね…．確かに，SDMにも強みと弱みがあると言われていますね．SDMがより有効なのは複数の選択肢がある（不確実性が高い）場面で，逆に，最適な治療選択肢が1つしかない場合はICのような形が適しているとされているようですね[4]．

ちょっと深掘り！ミニ知識

1 SDMって効果あるの？

救急室での説明にSDMを導入した研究が，① 子どもの傷に対する治療，② 子どもの嘔吐・下痢症に対する治療，③ 発熱した子どもに対する敗血症検査，④ 胸痛で来院した冠疾患低リスク成人に対する検査について行われ，それぞれ患者の知識・満足度・治療参加の意欲が増加しました．また④胸痛の患者では，余計な検査の減少（冠動脈造影CT 9％ vs 20％，ストレス負荷検査75％ vs 91％），1週間以内のER再来の減少（4％ vs 11％）が報告されています[5]．

一方，2型糖尿病の治療とSDMを調べたシステマティックレビューでは，SDMの導入によって患者の知識やリスク認識，意思決定の質の上昇が認められた一方で，血糖コントロール，患者満足度，QOL，服薬アドヒアランス，医師への信頼感との関連性はみられませんでした[6]．

SDMのアウトカムを調べたシステマティックレビューでは，患者からの申告では52％の患者が，意識・行動・実際の健康によい影響を与えたとする一方，医師の申告ではすべて（100％）の医師が優位な変化はなかったと回答していました．それぞれが考えるSDMの形が違うこと，患者に比べて医師はSDMの効果を実感することが難しい可能性が示唆されています[7]．

2 意思決定支援ツールを活用しよう

SDMの「すべての選択肢の情報を提供する」のは困難だと感じませんか？その際に役に立つのが意思決定支援ツール（decision aids：DA）です．コクランレビューでは意思決定支援ツールを使用することで，患者はリスクと利点についてより正確に認識し，より積極的に決定に参加できたとし，患者アウトカムや満足度への悪影響はなかったと報告しています[8]．カナダのオタワ病院[9]，英国NICE[10]，米国メイヨークリニック[11]ではさまざまな疾患の意思決定支援ツールが開発されており，HPから無料でダウンロードできます（p.123にQRコードがありますので，ぜひ実物をご覧ください）．日本では乳がんの手術方法に関するもの[12]がありますが，それ以外の疾患でのツール開発はまだ進んでいないのが現状です．医療者にとってのDAは診療ガイドラインです．日本では患者さん用のガイドラインや信頼できる医療情報サイト（＊次ページに後述）を紹介する方法があります．

なるほど．SDMをするうえで，何か話し合う「きっかけ」になるもの（DA）があるとスムーズかもしれませんね．

確かにそうですね！今日はムンテラの前に，簡単にメモをつくって治療方針について患者さんの希望も聞いてみようと思います．

ICが必要なのかSDMが必要なのか，状況に応じて判断するのは難しいかもしれませんが，患者さんの理解が進まなかったり，治療の選択肢が多い場合だったりにSDMを上手に使えれば，かえって診療の効率化にもつながるかもしれませんね．応援しています！打ち合わせに間に合いますように…．

 ── 明日から使えるヘルスコミュニケーション ──

1. 医師が「最良」と思う選択肢以外の方法についても，患者さんに情報提供しよう
2. 患者さんの好みや嗜好によって最適な治療方法や選択肢が変化することを知ろう
3. 意思決定支援ツールや患者さん向けの医療情報を臨床現場で活用しよう

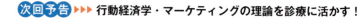 行動経済学・マーケティングの理論を診療に活かす！

＊**患者さん用のガイドラインの例**
- 「患者さんのための乳がん診療ガイドライン 2016年版」 日本乳癌学会/編 金原出版
- 「患者さんのための大腸癌治療ガイドライン 2014年版」 大腸癌研究会/編 金原出版
- 「患者さんと家族のためのがんの痛み治療ガイド 増補版」 日本緩和医療学会ガイドライン統括委員会/編 金原出版
- 「患者さん・ご家族・一般市民のための膵がん診療ガイドライン 2016の解説」 日本膵臓学会膵癌診療ガイドライン改訂委員会/編 金原出版
- 「患者さんとご家族のための子宮頸がん・子宮体がん・卵巣がん治療ガイドライン 第2版」 日本婦人科腫瘍学会/編 金原出版

＊**患者さん向けの信頼できる医療情報サイトの例**（2017年11月閲覧）
- 国立がん研究センター　がん情報サービス　http://ganjoho.jp/public/index.html
- 子どもの救急　http://kodomo-qq.jp/index.php
- Baby＋～お医者さんがつくった妊娠・出産の情報サイト　https://akasugu.fcart.jp/babyplus
- 大阪がんええナビ　http://www.osaka-anavi.jp/

【謝辞】執筆にあたり京都大学大学院医学系研究科 社会健康医学系専攻の藤本修平さんにアドバイスをいただきました．この場を借りて御礼を申し上げます．

文献

1) 「これから始める！シェアード・ディシジョンメイキング 新しい医療のコミュニケーション」（中山健夫/編著），日本医事新報社，2017
2) Charles C, et al：Shared decision-making in the medical encounter: what does it mean? (or it takes at least two to tango). Soc Sci Med, 44：681-692, 1997
3) Elwyn G, et al：A three-talk model for shared decision making: multistage consultation process. BMJ, 359：j4891, 2017
4) Whitney SN, et al：A typology of shared decision making, informed consent, and simple consent. Ann Intern Med, 140：54-59, 2004
5) Flynn D, et al：Engaging patients in health care decisions in the emergency department through shared decision-making: a systematic review. Acad Emerg Med, 19：959-967, 2012
6) Saheb Kashaf M, et al：Shared decision-making and outcomes in type 2 diabetes: A systematic review and meta-analysis. Patient Educ Couns, 100：2159-2171, 2017
7) Shay LA & Lafata JE：Where is the evidence? A systematic review of shared decision making and patient outcomes. Med Decis Making, 35：114-131, 2015
8) Stacey D, et al：Decision aids for people facing health treatment or screening decisions. Cochrane Database Syst Rev, 4：CD001431, 2017

9) Ottawa Hospital Research Institute：Patient Decision Aids.
https://decisionaid.ohri.ca/AZlist.html（2017年11月閲覧）

10) The National Institute for Health and Care Excellence（NICE）：Decision Aids.
https://www.evidence.nhs.uk/search?q=decision+aid（2017年11月閲覧）

11) Mayo Clinic Shared Decision Making National Resource Center.
https://shareddecisions.mayoclinic.org/（2017年11月閲覧）

12) 自分らしく "決める" ガイド―乳がんと診断された患者さんが乳がんの手術方法を納得して決めるために．（大坂和可子，中山和弘／作成，2014）
http://www.healthliteracy.jp/pdf/decisionaid_breastcancer_wo_narrative.pdf（2017年11月閲覧）

もっと勉強したい人へ

- ヘルスリテラシー 健康を決める力：医療者と患者が一緒に決める方法．（大坂和可子，中山和弘）
http://www.healthliteracy.jp/comm/post_24.html（2017年11月閲覧）

Profile

柴田綾子（Ayako Shibata）

淀川キリスト教病院 産婦人科
共著「女性の救急外来 ただいま診断中！」（中外医学社，2017）
IC，ムンテラ…と普段何気なく使っている医療用語，実は医師のパターナリズムが隠れているかもしれません．今回は，医師−患者関係の新しいカタチについてご紹介しました．不確実性の高い領域だからこそ，医師と患者が「一緒に考える」過程が重要なのかもしれません．

市川　衛（Mamoru Ichikawa）

NHK制作局チーフ・ディレクター（科学・環境番組部）
東京大学医学部健康科学・看護学科卒業．NHKスペシャルなどの制作のほか，医療ジャーナリストとしてYahoo！ニュース個人など執筆を行う．東京大学・京都大学などでヘルスコミュニケーションについて講義活動を行っている．
医師−患者間の関係に限りませんが，コミュニケーションを上手くいかせるコツの1つが多くの「引き出し」をもっておくこと．あるアプローチで上手くコミュニケーションがとれなかったときに，それをゴリ押しするより，別の方法を試した方が上手くいくことは少なくありません．最近注目されているSDMですが，そうした新しい「選択肢」として考えると，取り入れやすいのかもしれません．

第18回 こんな時には肺エコー
～もはや在宅医療では必須の検査

上田剛士

肺エコーって？

　一昔前までは超音波検査で肺をみることはできないとされていました．しかし近年では肺エコーの有用性が注目され，筆者も2010年頃から活用してきました．

　肺エコーでわかる疾患として心不全，胸水，気胸，肺炎，無気肺，肺化膿症，肺梗塞などがあります．これらの診断においては肺エコーは胸部単純X線写真に勝るとも劣らないとされます．肺エコーで診断が困難なものとして気管支喘息やCOPD急性増悪がありますが，これらは胸部単純X線写真でも判断は困難です．つまり，気管狭窄や縦隔リンパ節腫脹，肺門部腫瘍が疑われるような特殊な場合を除き，肺エコーは胸部単純X線写真にとって代わることができ，在宅医療のスタイルを大きく変えるようになってきています．肺炎が疑われる状況や，呼吸困難患者において，さっとエコーを当てればそれだけで診断がつくのです．もはや「肺エコーなんて…」とは言っていられない時代です．

SonoSite iViz®

　今回は富士フイルムメディカル株式会社のご協力でSonoSite iViz®を使って肺エコーの有用性を検証しました．SonoSite iViz®（図1）は500g程度の持ち運びやすさと，7インチのタッチパネル画面で使い勝手のよさのバランスがよい機器で，プローブは1～5MHzの汎用性のあるセクター型と5～10MHzのリニア型が付けられます（別機種で撮影した動画には＊マークをつけています）．

　なお，肺エコーは肋間に3.5～7.0MHzのプローブをあてて観察します．気胸の診断においてセクター型かリニア型か，あるいは2～5MHzと5～10MHzのいずれで観察してもよいとされ[1]，そのときの状況に応じて使いやすいプローブを用いればよいと思います（広い範囲を観察することを優先すればコンベックス型が使いやすいですが，心臓や肋骨の観察も同時に行うならばそれぞれセクター型，リニア型を選択してもよいです）．

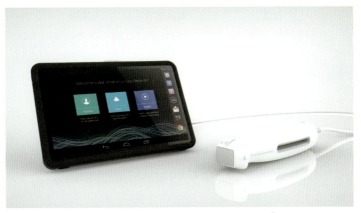

図1 タブレット型超音波画像診断装置 SonoSite iViz®
（画像提供：富士フイルムメディカル株式会社）

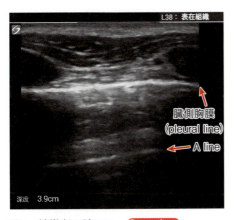

図2 健常者の肺エコー ▶movie1
健常者では臓側胸膜（pleural line）が呼吸性に運動する（lung sliding）

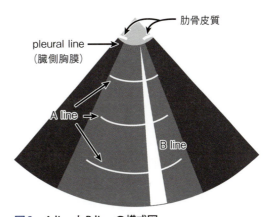

図3 AlineとB lineの模式図
超音波は肋骨皮質に遮られるため，肺は肋間からしか観察できない．肋間には肋骨皮質より5mmほど深部に呼吸に伴い動くpleural line（臓側胸膜）が描出される．
A lineはpleural lineと平行に走行するアーチファクトで肺の水分量が少ないことを反映する．B lineはpleural lineより垂直に走行するアーチファクトで，間質・肺胞病変を示唆する．

健常者の肺エコー

　肺エコーでは肋骨皮質から約5mmの深さに輝度の高い臓側胸膜（pleural line）を同定し，これが呼吸性に運動するlung slidingを確認します（図2 ▶movie1）．もしlung slidingが確認できなければ気胸か胸膜癒着を考えます．

　次に肺実質内に胸膜と並行に走るA lineと垂直に走るB lineを確認します（図3）．A lineもB lineもアーチファクトですが，肺の状態を良好に反映する重要な所見です．A lineは胸膜と平行に等間隔で並ぶラインですが，図2 ▶movie1 でも描出されています．前胸部でA lineを

表1 肺エコーと単純X線写真による気胸の診断特性[3]

	感度	特異度	LR＋	LR －
肺エコー	87.5（84.3-90.3）	90.7（89.6-91.7）	51（7.7-338）	0.08（0.03-0.20）
胸部単純X線写真	55.4（50.9-59.8）	99.8（99.5-99.9）	81（33-196）	0.44（0.33-0.59）

肺エコーと単純X線写真の両者を比較した論文だけ抜粋し再計算
（　）内は95％CI

認めれば97％の確率で肺動脈楔入圧＜18 mmHgであり[2]，心不全は否定的です．

　胸膜から肺実質深部まで減衰せずに達する帯状の高輝度なB line（commet-tail artifact）は健常者でも側背部で認めることがありますが，一画面で3本以上あれば異常で，間質・肺胞病変を示唆します．

気胸に対する感度は抜群

　臓側胸膜が呼吸性に動くこと（lung sliding）が確認できず，B lineも認めなければ気胸と診断します（▶movie 2）．肺エコーは仰臥位での胸部単純X線写真よりも感度が高く優れた検査であることがわかっています（表1）．

　COPD患者ではBモードでlung slidingもB lineも認めず気胸のように見えることがあり注意が必要ですが[4]，そのような場合にはMモードでの観察が有用です．健常者では肺実質の不均一な反響エコーがMモードでは砂状エコーとなり，軟部組織が波状になることから合わせてseashore signと称されます（図4 ▶movie 3 *）．一方，気胸では砂状エコーは認めません（図5 ▶movie 4 *）．

心不全疑いでは心臓ではなく肺をみる！？

　2カ所以上で，1肋間あたり3本以上のB lineを認めることは心不全を強く示唆します〔図6 ▶movie 5 *（参考動画：治療後 ▶movie 6 *）〕．ベッドサイドでの心エコーにおける左室収縮率の低下や左室拡張よりも肺エコーの方が診断特性はよいとされます（表2）[5]．

　しかも肺エコーは心エコーと比較して描出が容易ですので，機器の性能に大きく左右されることもなく誰でも簡単に観察ができます．なおB lineがおおよそ7 mm間隔（B7 lines）であれば小葉間隔壁の肥厚を示唆し，3 mm間隔（B3 lines）であれば胸膜下のすりガラス陰影を示唆します[6]．

　このB lineのパターンと分布で病態を把握します．例えばB lineが両肺野に認められたからと言って心不全とは限りません．B7 linesが両側肺底部に認められれば間質性肺炎の可能性があります．また肺野広範囲にB lineを認めても心不全ではなくARDSかもしれません．この場合，無気肺となった部分が肝臓と同様な実質臓器様に描出され（consolidation），肺が膨らまないのでlung slidingが部分的に減弱・消失し，心拍動が伝わって見える（lung pulse）こと，胸膜直下まで病変があるため胸膜の2 mm以上の肥厚，胸膜直下のconsolidation，不均一な胸膜を呈すること，病変としては不均一であり同一視野内にspareされた領域を認めることが心不

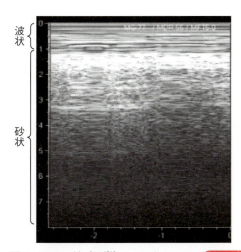

図4 Mモード（正常）：seashore sign ▶movie3 *

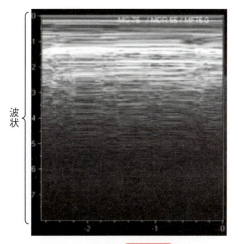

図5 Mモード（気胸）▶movie4 *

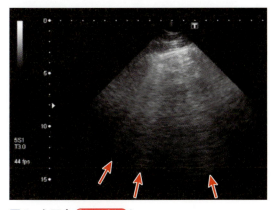

図6 心不全 ▶movie5 *
B line（→）．治療後は消失している（▶movie6 *参照）．

表2 急性心不全の診断における超音波検査の役割[5]

	感度	特異度	LR＋	LR－
左室収縮能低下	81（73-87）	81（74-86）	4.1（2.4-7.2）	0.24（0.17-0.35）
左室拡張末期径＞28.6 mm/m²	80（66-90）	69（51-83）	2.5（1.5-4.2）	0.30（0.16-0.54）
左室流入波形で拘束パターン*	82（69-91）	90（81-96）	8.3（4.0-17）	0.21（0.12-0.36）
胸水	64（50-75）	72（61-81）	2.0（1.4-2.8）	0.49（0.22-1.1）
肺エコーでB line	85（83-88）	93（91-94）	7.4（4.2-13）	0.16（0.05-0.51）

＊E/A＞2あるいはE/A＝1〜2でDcT＜130ミリ秒（心房細動ならばDcTのみで判断）
（　）内は95％CI

表3 肺炎の診断特性[8]

	感度	特異度	LR＋	LR－
肺エコー	94.1 (92.1-95.6)	89.8 (86.7-92.3)	9.2 (4.1-21)	0.08 (0.04-0.14)
胸部単純X線写真	76.6 (73.4-79.6)	86.8 (83.5-89.6)	5.8 (3.0-11)	0.30 (0.20-0.45)

論文元データから計算

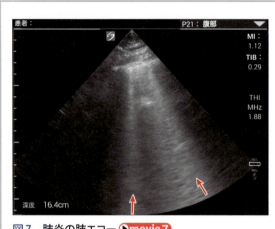

図7 肺炎の肺エコー ▶movie7
片肺のみでB line（→）が観察される

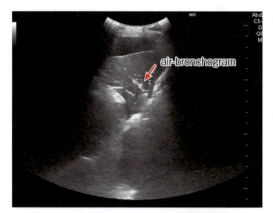

図8 dynamic air-bronchogram ▶movie8
air-bronchogram（→）が呼吸で変動する

全との鑑別点として知られていますが[7]，在宅医療の現場では気楽に肺エコーをすることこそが大切であり，深読みしすぎないのが無難であると思います．

⭐ 限局性のB lineは肺炎の証

　肺炎の診断において肺エコーは胸部単純X線写真よりも感度が高いと考えられており，特に立位をとれない患者さんでは有用です（表3）[8]．肺エコーは前胸部，側胸部，背部の左右それぞれ2カ所ずつを目安に観察する報告が多いです．観察に要する時間は3分以内という報告から13分かける報告までありますが[9]，まずは短時間でもよいので肺エコーを行ってみてください．
　CT検査で胸膜直下がすりガラス陰影となるような場所はB lineとして描出されますが（図7 ▶movie7），肺炎で含気がなくなると肝臓と同様な実質臓器として描出（consolidation）されます．後側胸部で胸水とconsolidationを認めた場合にはposterolateral alveolar/pleural syndrome（PLAPS）と言い，やはり肺炎を示唆する所見です．
　膿胸や肺化膿症の診断・鑑別ができることも肺エコーの強みです．受動的な無気肺や隔壁がある場合には膿胸を強く疑います．一方，周囲のconsolidation内に血管血流を認めれば肺化膿症と考えます[10]．
　また，consolidationを認めた場合に気管支は高輝度のair-bronchogramとして描出されますが，呼吸性にair-bronchogramが変化（dynamic air-bronchogram）すれば気道が開通している肺炎であり（図8 ▶movie8），（肺がんなどによる）閉塞性無気肺ではないと判断できます[11]．

Dr. 上田からの一言

当てず嫌いは卒業しよう

プローブを当ててみれば肺エコーの有用性はすぐに体感できます．今日から肺エコーが皆さまの診療をよりよいものに変えてくれることを期待しています．

まとめ　～呼吸不全における肺エコー所見～

- lung slidingやB lineなし ⇒ 気胸
- 両肺野にB lines ⇒ 心不全
- 限局性のB lines ⇒ 肺炎
- consolidation ⇒ 肺炎／無気肺
- B lineなくA lineあり ⇒ 気管支喘息やCOPD

文献

1) Ebrahimi A, et al：Diagnostic Accuracy of Chest Ultrasonography versus Chest Radiography for Identification of Pneumothorax: A Systematic Review and Meta-Analysis. Tanaffos, 13：29-40, 2014
  ▶ 気胸における肺エコーと胸部単純X線写真の診断特性についてのメタ解析．無料で読めます．

2) Lichtenstein DA, et al：A-lines and B-lines: lung ultrasound as a bedside tool for predicting pulmonary artery occlusion pressure in the critically ill. Chest, 136：1014-1020, 2009

3) Ding W, et al：Diagnosis of pneumothorax by radiography and ultrasonography: a meta-analysis. Chest, 140：859-866, 2011
  ▶ こちらも気胸における肺エコーと胸部単純X線写真の診断特性についてのメタ解析．メタ解析が多数発表されているのは肺エコーに世界中の注目が集まっている証拠．

4) Slater A, et al：COPD can mimic the appearance of pneumothorax on thoracic ultrasound. Chest, 129：545-550, 2006
  ▶ COPDは肺エコーで気胸のように見えてしまうことがあるという報告．特異度は81～84％のみであったとするが，そこまで悩むことは実際には稀であると思う．

5) Martindale JL, et al：Diagnosing Acute Heart Failure in the Emergency Department: A Systematic Review and Meta-analysis. Acad Emerg Med, 23：223-242, 2016
  ▶ 心不全の診断において病歴，身体所見，検査の診断特性に対するメタ解析．無料で手に入ります．

6) Lichtenstein DA, et al：A-lines and B-lines: lung ultrasound as a bedside tool for predicting pulmonary artery occlusion pressure in the critically ill. Chest, 136：1014-1020, 2009
  ▶ 心臓の観察ができなくても肺エコーで心不全は除外できるかを検討．筆者を肺エコーの世界に引きずり込んだ論文．

7) Copetti R, et al：Chest sonography: a useful tool to differentiate acute cardiogenic pulmonary edema from acute respiratory distress syndrome. Cardiovasc Ultrasound, 6：16, 2008
  ▶ ARDSと心不全の鑑別を肺エコーでする試み．肺エコーだけでの鑑別は実際には容易ではないとは思うが，肺エコーですべて鑑別してやろうという熱意には頭が下がる．

8) Xia Y, et al：Effectiveness of lung ultrasonography for diagnosis of pneumonia in adults: a systematic review and meta-analysis. J Thorac Dis, 8：2822-2831, 2016
  ▶ 肺炎においても多数のメタ解析が出ていますが，これは無料で手に入ります．

9) Chavez MA, et al：Lung ultrasound for the diagnosis of pneumonia in adults: a systematic review and meta-analysis. Respir Res, 15：50, 2014
  ▶ これも無料で手に入る．肺炎においてのメタ解析の報告．

10) Chen HJ, et al：Ultrasound in peripheral pulmonary air-fluid lesions. Color Doppler imaging as an aid in differentiating empyema and abscess. Chest, 135：1426-1432, 2009
  ▶ CTでもわかりにくいことがある膿胸と肺化膿症の鑑別．そんなときにも肺エコー！

11) Lichtenstein D, et al：The dynamic air bronchogram. A lung ultrasound sign of alveolar consolidation ruling out atelectasis. Chest, 135：1421-1425, 2009
  ▶ エコーで肺が観察できるなんて．そして気管支も観察できるなんて．動的評価のできるエコーの強みを生かしたdynamic air-bronchogramの報告．

➡本誌WEBサイトでエコーの動画が見られます．
https://www.yodosha.co.jp/app/app.html
にアクセスし，下記のコードを入力してください．

hyz-quol-ghmm

Profile
上田剛士（Takeshi Ueda）
洛和会丸太町病院 救急総合診療科
1978年生まれ．2002年国立名古屋大学医学部卒業．名古屋掖済会病院で3年間の初期研修．現在は洛和会丸太町病院で救急総合診療科医として「広く，深く，心地よい」総合診療を実践中．

優れた臨床研究は，あなたの診療現場から生まれる
総合診療医のための臨床研究実践講座

監修 福原俊一　企画 片岡裕貴・青木拓也

臨床の現場で「臨床研究」をどう実践するか，実例をもとに解説するシリーズ．研究をやりたいけれど「何から始めればよいかわからない」「上手くいかない」など，不安や悩みをもつ方へ！

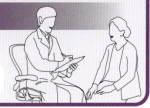

第5回　仲間がいない
〜臨床研究は1人ではできない

永田拓也，渡邉隆将

臨床研究の悩み

「仲間がいない！」　　　　　　　　　　　　　　　　　　　　　　　　　　永田拓也

● はじめに

　私はもともと循環器内科医でした．臨床研究には全く縁がなく，診療に明け暮れる日々を過ごしていました．そのキャリアの最中に家庭医療について知り，家庭医に転向することを決意します．そして，医師9年目に医療生協家庭医療学レジデンシー・東京（CFMD）で家庭医療後期研修を開始しました．また，循環器医をやっていたときには接することができなかった臨床研究について学ぶために大学院（東京慈恵会医科大学 臨床疫学研究部）に入学し，家庭医療後期研修と臨床研究を並行して行いました．日々の研修を行いながらの臨床研究は大変だったのですが，仲間の存在が臨床研究遂行の助けとなることが多かったので，その経験を紹介いたします．

1　臨床研究を取り組むにあたって〜社会人大学院という選択肢とその概要

　循環器内科時代に指導医の一人の，多忙な診療の合間に臨床研究を行い，研究成果を発信している姿を見て，私もいつか臨床に役立つ研究成果を発信してみたいと思うようになりました．しかし，臨床研究を学ぶ機会，時間はなかなか得られませんでした．ちょうど家庭医療後期研修先を探しているときに，家庭医としての診療を行いながら，**現場に即した臨床研究で医学博士号も取得可能なPhD combined course**の紹介を受け，同コースで臨床研究を学ぶことを決めました．PhD combined courseはCFMDと東京慈恵会医科大学 臨床疫学研究部が連携したプログラムです．家庭医としての診療はCFMDの診療所で実践し，臨床研究は東京慈恵会医科大学の臨床疫学研究部で学ぶという4年間のプログラムであり，参加のためには，東京慈恵会医

科大学社会人大学院の入学試験に合格し，大学院生となる必要がありました．大学院に入ってからは研究室へ週半日から1日顔を出し，文献検索のしかた，研究デザイン，倫理的配慮，データの扱い方などを学びながら，リサーチ・クエスチョンを練り上げ，研究計画書を作成しました．そして現場で調査を実施し，集めたデータを解析し，論文を作成しました．メンターによる指導を中心にそれらを遂行していきますが，**メンターの指導以外でとても助けになったのが同じ研究室でそれぞれの臨床研究に取り組んでいた仲間（診療所勤務の家庭医療後期研修医，指導医や，病院勤務の総合内科医）**でした．彼らからは，参考図書の紹介，研究計画の立案から論文作成までの流れ，研究計画書の構成，研究助成金のとり方や手続き，よい質問紙票のつくり方，役立つソフト，アプリ等を教わり，彼らが取り組んでいる研究の成功談や失敗談などから得られたノウハウも教わりました．なにより，**自分の研究が踏んでいかなくてはならない手順の確認とその流れをつくるときに，研究をうまく進めている身近な先輩の手順とその流れを参考にすることができたのが**，とても役立ちました．また，研究や論文作成が上手に進まないときに，それらを乗り越えてきた彼らの存在が非常に励みになりました．

2 臨床研究に関連するミーティングと臨床研究に理解ある職場

　研究遂行していくうえで，私が一番行き詰まったのが，かなり漠然としたクリニカル・クエスチョン（CQ）を実際に研究可能なリサーチ・クエスチョン（RQ）に導く作業でした．先行研究を調べていると，私が知りたいと思っていることは研究されていたり，いろいろ調べているうちに何が知りたかったのか，訳がわからなくなったりしました．漠然としていたCQを具体的にしていき，何がわかっていて，何がわかっていないのか，これまでの知見を徐々に整理して，やっと出来上がってきたRQを，第2回の「リサーチ・クエスチョンを思いつかない」（Gノート2017年8月号掲載）でも紹介されていてよいRQの要件とされているFIRM2NESSに沿って吟味してみると，どこかに問題があってよいRQとは言えない気がしてガッカリ，というようなことを何回かくり返していました．そこで，とても助けになったのが**臨床研究に関連するミーティング〔PBRN（Practice-Based Research Network）ミーティング〕**でした．私の所属した家庭医療後期研修プログラムでは，そのプログラムに関連する**診療所群でグループを形成し，臨床研究に関連する学習会やミーティングが定期的**（2～3カ月に1回）に平日もしくは土曜日の診療が終わった時間帯で開催されていました．その会合で自分のRQや研究計画を複数回発表し，メンバーからその都度フィードバックをもらい，RQ，研究計画を徐々にブラッシュアップさせることができました．

　そして，完成した私の研究計画は，計10施設のプライマリ・ケア外来に定期通院する喫煙患者とその主治医を対象に，自記式質問紙票を用いて喫煙診療の実態および主治医と定期通院する喫煙患者の認識の差について調査する横断研究でした．私の研究では一般化可能性を少しでも上げたかったので，自施設のみならず，他の診療所にもお願いし，計10施設での調査を計画しました．**自施設以外の研究実施施設は，臨床研究に関連するミーティングに参加しているメンバーが所属する診療所群が快く協力してくれたため，研究セッティングづくりのうえでも非常に助けられました．**

なお，各診療所でのデータ収集（質問紙票），データ入力，解析など，研究遂行にまとまった時間が必要であったため，2〜3カ月の研究集中期間としての時間を頂き，その期間は普段の診療を大幅に軽減させてもらいました．

RQ，研究計画をブラッシュアップさせてくれたリサーチ・ミーティングのメンバー，そして研究実施に協力してくれた同メンバーおよび家庭医療後期研修プログラムの仲間，また，研究集中期間に理解を示してくれた職場の仲間，それぞれの協力はどれも欠かせないものでした．

3 遠隔教育プログラムへの参加

大学院（臨床疫学研究部）のカリキュラムに組込まれていた「プライマリ・ケア現場の臨床研究者の育成」という，プライマリ・ケアの現場で医療に従事する医師を，臨床研究を計画し，実施できるclinician-researcherとして育成するための遠隔教育プログラムに参加する機会が得られました（http://www.jikei.ac.jp/ekigaku/medical/index.html）．そこでは，臨床研究を遂行するための能力として，EBM，疫学，生物統計学，家庭医療学，質的研究，研究倫理の各分野についてe-learningを中心に学びました．ワークショップも年に数回開催され，そこでは全国からさまざまなセッティングでプライマリ・ケアに従事する参加者の，それぞれ練り上げたRQや，研究プロトコールの発表を聞く機会がありましたが，そこから得られた学びや刺激も研究遂行のモチベーション維持に非常に役立ちました．

おわりに

大学院に所属しなかったら知り合うことがなかったであろう，研究室の仲間や遠隔教育プログラムの受講者から得られた学び，刺激，助けは臨床研究遂行に欠かすことができない重要な要素だったと思います．また，定期的に開催されていた家庭医療後期研修プログラムでの臨床研究に関するミーティングは，参加メンバーからの自分の臨床研究に関する多くの示唆をもらえるだけではなく，自分の臨床研究を実施する研究セッティングづくりにも非常に役立ちました．

私の場合，大学院の研究室の仲間，遠隔教育プログラムの受講者，家庭医療後期研修プログラムでの臨床研究に関するミーティングの参加メンバー，臨床研究に理解を示してくれた職場の仲間，いろいろな仲間のサポートによって臨床研究を遂行することができました．

ここがポイント！

自分の経験から大学院への入学，臨床研究に理解ある研修プログラム/職場への入職，ワークショップや臨床研究教育プログラムへの参加は，研究の計画，実施できる能力の習得のみならず，研究仲間づくりの面からもよい選択肢の1つだと考えています．

> メンターからの助言

仲間を探す具体的な方法

渡邉隆将

1 研究で重要な位置を占める仲間

　研究をはじめようと思った方が一からすべて単独で研究を進めていくことは難しく，いろいろな人との協同が重要になります．研究における協同の1つの分類として，Vertical Research CollaborationとHorizontal Research Collaborationという概念があります[1]．Vertical Research Collaborationは大学院であれば初学者と指導教官などのような関係を指します．初学者にとってはまずこの協同を行ってもらえる指導者を見つけるところから研究の第一歩がはじまります．次の段階ではHorizontal Research Collaborationが重要になります．これは同じ大学の研究室に所属しているなどの同様な状況にある仲間，もしくは別の領域で研究をしている仲間との協同を意味します．仲間の存在は，同じようなプロセスを踏んでいるため，お互いに刺激を受けつつも困難なポイントを助言し，支え合いながら進めていくというだけでなく，それぞれ各人の研究のテーマが異なるため，方法論や実施に際しての工夫，研究テーマに関する別の着眼点など多角的な助言が得られるというのも重要な点です．

　ただし，研究を志す方もすぐにはこのような仲間を得ることが難しいということもあり，具体的な仲間の探し方についてご紹介します（図）．

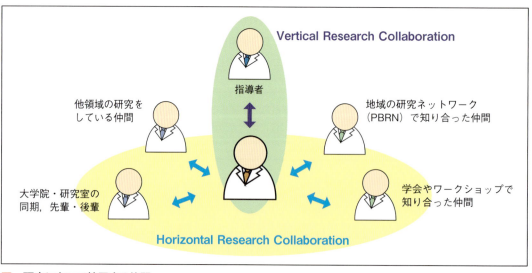

図　研究において協同する仲間

2 仲間の探し方

1）大学院の研究室

　大学院に所属し，その研究室の同期や先輩・後輩と協力するというのは最もスタンダードかつ有効な方法です．メリットとしては**研究についてかなりモチベーションが高く，かつ研究のデザインや解析について知識も豊富な仲間を得られやすい**ということでしょう．そしてこの仲間からは自分のリサーチ・クエスチョンをブラッシュアップするようなフィードバックや，より適した方法や工夫などの助言が得られやすいという点があげられます．

　一方で，大学院の研究室に入るというのは費用や時間，現在の勤務の制約からハードルが高いことも多く，そもそもアクセスが困難であるということがデメリットになります．ただし，大学院のなかには社会人大学院生としての受け入れをしているところもあり，その場合には臨床業務を行いながら同時並行的に研究室に入ることも可能になります．

2）ワークショップへの参加

　第3回「系統的知識がない」（Gノート2017年10月号掲載）でご紹介したe-learningやワークショップへの参加がこれにあたります．こういったワークショップに参加することで講師である研究の専門家はもちろんのこと，チューターをつとめる若手研究者やワークショップの他の参加者と知己になることができ，ワークショップ終了後もそこから発展して研究についてのネットワークを構築することが可能です．ここで得られた同様の問題意識をもつ人脈で研究志すコミュニティを形成し，学びながら進めていくのはとてもよい方法です．ここでは**地域的にもテーマ的にも幅の広い多角的な視点をもった仲間が得られやすい**のも特徴ですが，一方で物理的な距離が離れている可能性もあり，**仲間との連携・発展にはSNSなどのコミュニケーション手段を上手に利用することが必要**になります．

3）学会への参加

　日本プライマリ・ケア連合学会や，日本在宅医療学会，日本医学教育学会など関心のある領域の学会に参加し，そこで特に自分の研究テーマに関連した発表をしている研究者と情報交換をする機会をもつのもよい方法です．また，学会自体に研究者のグループでの活動も推奨もしており，例えば日本プライマリ・ケア連合学会では研究助成制度で資金面での支援もしており，多職種でのグループで取り組むことを推奨するチーム研究助成では40〜80万円の助成金を受けとることもできます（http://www.primary-care.or.jp/journal/research.html）．学会で知己になったメンバーであれば，学会の支援を得て研究を協同で進めるのもよいでしょう．

4）地域における研究ネットワークの立ち上げ

　自分の所属している地域をベースにしている研究ネットワークがあれば参加できるとよいのですが，なければそのようなネットワークを立ち上げる方法があります．Practice Based Research Network（PBRN）という地域の医療機関群で構成されるネットワークを立ち上げ，そのなかで研究についてのお互いの研鑽やフィードバック，研究のブラッシュアップや共同研究を行っていくというのは今後のプライマリ・ケアにおける研究の方向性として非常に重要と考えられてい

ます．PBRNはもともと1960年代の英国で研究のネットワーク化がはじまったことに端を発し，多くの国々に広まりました．諸外国では政府の財政的な支援を受けて発展してきており，例えば米国では米国医療研究品質機構が中心となってPBRNの認証，支援が進められています．本邦でも東京を中心とした家庭医療学開発センターのPBRN（CFMD-PBRN, http://cfmd.jp/cfmd/pbrn/）や沖縄の離島を中心としたPBRN（Islands-PBRN）などがつくられ，活動が進められています．

　PBRNはプライマリ・ケアを提供する施設が複数集まってネットワークをつくり，地域に根ざした問題を解決し，プライマリ・ケアの質を向上させていくことを目的しており，臨床やヘルスサービスに関する研究を通じて臨床現場と研究者との連携を深め，ネットワークに所属する参加者の研究スキルを向上させることにも寄与するものです[2]．定期的にミーティングをもつなかで参加者がお互いの研究のブラッシュアップをしたり，共同研究の実施を進めていくもので，**加入していることで研究に関する学びが得られることはもとより，質改善の研究に参加すればアカデミックな役割に貢献しつつ自施設の医療提供システム自体の質向上につながっていく**というのが重要な点です．

　PBRNが果たす役割として，研究についてフィードバックをお互いに与えたり手法や解析について支援をすることの他に，研究の場，すなわち研究対象者のリクルート・および研究の実施をするフィールドを確保するという点があります．例えば何らかの研究テーマを思いついたが，自施設単独では十分な対象者数を確保できない場合，もしくは自施設のみでは得られた結果を一般化しにくいと考えられる場合，ネットワーク所属の施設群で多施設共同研究として同じ調査を行えば，より一般化された情報を収集することができ，研究結果もより一般化しやすくなります．

3 まとめ

　研究の遂行にあたって重要となる，仲間の探し方についてお示ししました．仲間がいることでモチベーションが保たれ，研究が洗練され，研究を実施する場の確保にもつながります．どのレベルの研究の仲間が必要なのか，学習段階によるニーズも違いますが，まずは何らかの方法で自施設外の研究に関心がある人と交流の輪を広げていきましょう．

参照
1) Shaikh AA：A brief guide to research collaboration for the young scholar. Elsevier Connect, 2015
   https://www.elsevier.com/connect/a-brief-guide-to-research-collaboration-for-the-young-scholar
2) 米国医療研究品質機構　PBRNのウェブサイト
   http://www.ahrq.gov/research/findings/factsheets/primary/pbrn/index.html
（URL情報は2018年1月時点で確認したものです）

永田拓也 (Takuya Nagata)

南葛勤医協 扇橋診療所 所長
専門：家庭医療，循環器内科
人との出会いを大切にしよう，と改めて思っている今日この頃です．

監修
福原俊一 (Shunichi Fukuhara)

京都大学 教授，福島県立医科大学 副学長
米国内科学会（ACP）専門医，ACP最高会員（MACP），ACP日本支部 Vice Governor
日本臨床疫学会 代表理事，日本プライマリケア連合学会 理事
自らが主宰する京大の講座や「研究デザイン塾」から教授8名を輩出．英文原著論文300編以上．

渡邉隆将 (Takamasa Watanabe)

東京ほくと医療生協 北足立生協診療所
医療福祉生協連 家庭医療学開発センター（CFMD）副センター長，PBRN責任者
日本プライマリ・ケア連合学会認定 家庭医療専門医・指導医
clinician-researcher として，臨床実践と研究活動の架け橋になることを目標にしています．

企画
片岡裕貴 (Yuki Kataoka)

兵庫県立尼崎総合医療センター 呼吸器内科・臨床研究推進ユニット
MPH，日本内科学会総合内科専門医，米国内科学会（ACP）会員，日本呼吸器学会専門医
「誰でもできる臨床研究」を合い言葉に市中病院で働く医療従事者が臨床研究を実践できるようになるための各種ワークショップを開催中．
https://www.facebook.com/SRworkshop

企画
青木拓也 (Takuya Aoki)

京都大学大学院医学研究科 社会健康医学系専攻 医療疫学分野
医療政策学修士（MMA）
日本プライマリ・ケア連合学会認定 家庭医療専門医・指導医
臨床疫学認定専門家
日本のプライマリ・ケアの質向上と学術的発展を自身のライフワークと考えています．主な研究テーマは「プライマリ・ケアの質」「Patient Experience（PX）」「マルチモビディティ」．
研究活動 http://researchmap.jp/takuya-aoki/

■連載バックナンバーと掲載予定

第1回	臨床研究者になるための6つの要件	（2017年6月号掲載）
第2回	リサーチ・クエスチョンを思いつかない	（2017年8月号掲載）
第3回	系統的知識がない	（2017年10月号掲載）
第4回	時間がない	（2017年12月号掲載）
第5回	仲間がいない	（2018年2月号掲載）
第6回	メンターがいない	（2018年4月号掲載予定）
第7回	サーベイ研究の具体例	（以下，順次掲載）
第8回	サーベイ研究の解説	
第9回	系統的レビューの具体例	
第10回	系統的レビューの解説	
第11回	診断法の評価研究の具体例	
第12回	診断法の評価研究の解説	

連載予定であり，変更の可能性があります

思い出のポートフォリオを紹介します

第22回 医師としてのプロ
～ぬぐえない"もやもや"をEIの

静岡家庭医養成プログラム

ポートフォリオ詳細事例報告書（専門医認定審査用）7

氏　　名	潘　鎮敬		会員番号	■■■■■■
事例発生時期	20XX年 X月 X日		終了時期	20XX年 Y月 Y日
領　　域 ※該当する方に○印	○	医師としてのプロフェッショナリズム（誠実さ、説明責任、倫理など）を意識しながら問題解決に取り組んだ症例		
		生涯学習に取り組む上で有効な取り組みや工夫の事例（学習スタイル、タイムマネジメント、ITなど）		
表　　題	ぬぐえないもやもやを抱えて　～プロフェッショナリズムの観点から振り返る～			

記載上の注意：10.5ptの文字を用いて記載すること。このページを含めて2枚に収めること。

<u>1．なぜこの事例をこの領域において報告しようと考えたか</u>

　負の感情を伴った状況での医療行為が、「医師」として適切かという「もやもや」した経験をプロフェッショナリズムおよびemotional intelligence（EI）の視点で省察し、今後のプロフェッショナリズムを意識した診療を促進するきっかけとなったので報告する。

<u>2．事例の記述と考察</u>　（実践した具体的内容（経過や問題の分析から解決に至るプロセス）および
　　　　　　　　　　　　今後の学習課題の設定を中心とした省察とその根拠）

　症例は、老衰による寝たきり全介助の90代後半女性の在宅患者である。金銭的な理由で介護サービスは導入できず、さらに主介護者である80代の長女は、力仕事が困難で、病状やケアの理解について混乱しやすい傾向にあった。また精神疾患を抱える同居人の三男は、状況の理解や意思決定ができず、在宅介護は限界にあった。キーパーソンの次男は遠方に在住し、介護に関われなかった。初回訪問時に臨床所見から判断した右下腿蜂窩織炎に対して、自宅療養が難しく本人および家人から入院希望があり、在宅患者の入院を受けもつX総合病院の救急担当医に、社会背景を含めて事情を電話で説明し、同様の内容の紹介状を作成したうえで自宅から救急搬送とした。翌日、X総合病院のカルテをみると、入院ではなく隣市のY病院へ紹介となっていた。また、Y病院への予約が未調整であったうえに、方針の十分な説明が家族にされておらず、2時間以上も待たされ、必要と考えられる検査や治療が一切ないまま帰宅となっていた。ここで、自分の患者を無下に扱われたことに対する怒りがうまれ、自分の考えや行動が普段より大胆となっていることを自覚した。そこで、在宅医療チーム内で、改めてこの患者・家族にとっての最善の方法を検討した。介護力が破綻寸前で連休が直前に迫っていることから、在宅継続が困難となること、Y病院へ入院できる保証がないこと、自家用車がなく介護タクシーの手配も困難なことから外来治療が困難であること、当クリニックは組織的にX総合病院の一部であり電子カルテの共有や同僚への引継ぎが可能であることから継続性の点で都合がよいこと、などからY病院への受診は患者や家族に負担がかかりすぎると判断し、X総合病院への再受診を勧めた。その結果、X総合病院へ入院加療となった。

　患者のためにやり遂げた達成感が沸いたが、冷静になるにつれて様々な葛藤が起こりぬぐえない「もやもや」を抱えることとなった（図1）。そのため、今回、自身の感情から派生する葛藤を、「新ミレニアムにおける医のプロフェッショナリズム」米欧合同医師憲章（2002年）[1]とともに、emotional intelligence（EI）の観点から省察した。EIはemotional self-awareness, self-management, social awareness, relationship managementの4つの技能から構成され、プロフェッショナリズムの医学教育として用いることが提唱されている[2]。

※ 本誌への掲載にあたり、記載を一部変更してあります

フェッショナリズム
観点から振り返る〜

潘　鎮敬，鳴本敬一郎

> 思い出のポートフォリオを紹介します
>
> 複雑な問題にアプローチしながら学びを深めていくために，ポートフォリオは最適な手段と言われています．本連載では，家庭医療後期研修プログラムで作成された実物とともに，難しかった点や工夫した点にフォーカスして専攻医・指導医の両方の視点から紹介します．ポートフォリオ作成・指導のヒントに！

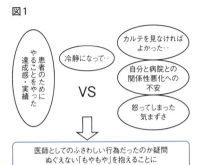

図1

表1　emotional intelligenceとprofessionalism

Enhancing your personal discovery (self-awareness) 自分が受け持つ患者ケアが妨げられる場合に「怒り」が生じ，ケアに関わりうる医療者とのコミュニケーションが困難になる傾向にある	Enhancing your awareness of groups (social awareness) 救急担当医に対する状況を理解した．在宅患者受け入れ体制機能に関するX総合病院内での周知の必要性を再認識した
Enhancing your ability to manage yourself (self-management) 一度立ち止まって，在宅医療チームと該当する症例について改めて検討することで，自身の感情・ストレス管理ができ，患者ケアで何が最重要なのかを再認識できる	Enhancing your ability to manage relationships (relationship management) 患者受け入れに大きく関わる在宅医療チーム看護部，X総合病院救急担当看護部，地域連携関係者に対して，在宅と地域総合病院の連携の在り方について共通認識を図った

　これに沿って本症例を表1にまとめた．「通常とは異なる心理的条件下」でのヒヤリハットは報告数全体の9.3％を占める[3]ことから，怒りを抱きながら医療行為を行うとミスを招くおそれがあるため，タイムリーにチーム内で症例検討を行う必要があった (self-awareness, self-management)．その結果，Y病院ではなくX総合病院へ再受診を勧めることは「患者の福利優先の原則」に沿っていることを認識できた．また救急当番医は新任でX総合病院の救急および入院システムに馴染んでおらず，本来の専門外来業務が3時間以上も長引いていた背景もあり，「患者の福利優先の原則」も大事であるが，救急担当医への配慮も必要と思われた (social awareness)．ただ「医療へのアクセスを向上させる責務」や「プロフェッショナルの責任を果たす責務」から，この問題に対して再発防止に取り組む姿勢が必要であり，そのためのrelationship managementを表1のように考えた．また質の高い医療を提供するために，自身の診療を検証し振り返る行為は必要であり，過失があれば真摯な対応と再発防止に取り組む姿勢が求められる．本症例では「怒り」の感情から，搬送翌日のカルテ確認に対して後悔の念を生じたが，紹介後のカルテ確認は，在宅医療での臨床的判断が適切かどうかを検証することでもあり，「プロフェッショナルとしての能力に関する責務」という点で重要である．また，家庭医療のdisciplinesの一つである継続性[4]にもつながり，カルテ確認をしていたことで患者・家族の望んだ医療資源を一番負担が少ない形で迅速に提供することができたといえる．

【Clinical Pearl】
　負の感情からの内的葛藤が生じる場合，emotional intelligenceの枠組みの中でプロフェッショナリズムを省察することは有用である．また，チームアプローチは，感情的になる状況下でのself-managementの方法の一つである．

【参考文献】
1. Project of the ABIM Foundation, ACG-ASIM Foundation, and European Federation of Internal Medicine. Medical Professionalism in the New Millennium : A Physician Charter. Ann Intern Med. 2002 ; 136 : 243-246.
2. Taylor C, Farver C, Stoller JK. Can emotional intelligence training serve as an alternative approach to teaching professionalism to residents? Acad Med. 2011 ; 86 : 1551-1554.
3. 公益財団法人日本医療機能評価機構平成28年年報分
   http://www.med-safe.jp/contents/report/html/nennzi/2016/TTL179_YA-41-A.html
4. McWhinney's textbook of family medicine. 4th Ed. Oxford University Press. 2016.

● この症例を選んだ理由　　専攻医

　今回の症例の「怒りによる行動」というのは，一見すると大したものではなさそうに思えるかもしれません．しかしチーム全体やX総合病院という組織のなかでも，当時の自分は一番の下っ端であり，基本的には組織の決定に従うのがほとんどだったにもかかわらず，そのような状況でも搬送先の病院の決定を覆してまで対応したということが，自分のなかでかなり大きな怒りを抱いていたことになります．結果として，患者さん・家族の意向に沿う患者中心の医療が提供できましたが，その原動力となった怒りが収まったことで，下っ端の自分が何てことをしたのだろうかと，不安，後悔，恐れなどの負の感情が徐々に占めるようになり，その感情に押しつぶされそうになりました．しかし，その自分の行動を冷静に振り返る手段として役立ったのがプロフェッショナリズムについての学びであり，理想の医師像として立ち回り方を自分なりに確立できたことで，そのときの自分が救われたという印象が強く，ポートフォリオにしてみようと考えました．

● 難しかった点　　専攻医

　プロフェッショナリズムの概念を理解するのがとにかく難しかったです．本症例では，比較的参考にされている「新ミレニアムにおける医のプロフェッショナリズム」米欧合同医師憲章（2002年）を用いて，それに当てはめるという形式をとりましたが，しっかりと明確なポイントを設定しないとなかなか当てはめることができません．特に医師として「怒り」を覚えて診療行為を行ってしまったことに対しては，学術的な目で議論・考察することが難しいものでした．難しかった点としてこの怒りは直接他者にぶつけたものではなく，自分の原動力として働いたものであり，なおさら具体的な論文や文献を探すのに苦慮しました．そのようなテーマでも指導医からemotional intelligence（EI）についての提案があり，それに当てはめながら症例を整理することでプロフェッショナリズムについて理解を深めることができました．また本症例は指導医との対応だけでなく，チームを巻き込んでプロフェッショナリズムについて議論できたのも上手くいったところと思えます．本テーマに当てはめる症例はなかなか見つからず苦悩すると聞いていましたが，この症例を体験できたことはとても貴重なことで，結果的にポートフォリオを書くにあたっては最適でした．

● 指導医のコメントで気がついたことは？　　専攻医

　在宅医療チームでの議論に参加したどのメンバーにも言えることが，本当に患者さんを大切に思っていることでした．本文にも記載があるように患者さんの福利優先の原則については知らずのうちに全員が認識していた内容であり，自身の医療行為について背中を押してくれたものでした．また「怒り」や負の感情についてEIの概念を用いて指導医と本症例を整理するにあたって，何に対して怒りを抱いていたのか，何に対して不安や後悔があったのかということをより言語化し，明確にすることができました．逆にいえば自身の感情について1人で考えるだけでは，具体化するのに限界がきてしまい，抽象的で漠然としか表せず，こんなにも主観的な考えに偏ってしまうものなのかということに，今さらながらに驚きました．

● **ポートフォリオ作成支援の省察**　　　　　　　　　　　　　　　　【指導医】

　当プログラムの毎月2回行われるGrand Roundでは，ポートフォリオ形式による振り返りを行っています．そのなかで，潘先生がプロフェッショナリズムのテーマで発表した内容は，医師としての内的葛藤を素直に描いたものであり，同僚と共有する勇気にとても感心しました．まずは，潘先生の内的葛藤について，non-judgmentalな態度でさらに理解することを意識しました．そして，最初の発表で，この内的葛藤については米欧合同医師憲章のなかで当てはまるものが見当たらない，とのコメントがあったので，そのジレンマにかかわる一連の態度や行動を，どのようにプロフェッショナリズムの枠組みで捉えることができるのか，さまざまなキーワードを思い浮かべながら，Google ScholarやPubMedで論文を検索しながら考えました．そこで出会ったのが，EIとプロフェッショナリズムのリンクでした．そこで，このポートフォリオ作成を支援していくにあたっては，参考文献を道標にしながら，① 内的葛藤を可能な限り言語化すること，② それがどのように潘先生の思考，感情，態度，行動などに影響したのかを省察すること，③ プロフェッショナリズムと①＋②の関連性を説明できること，を意識しながら潘先生とコミュニケーションをとるようにしました．結果的に，私にとっても新たな発見となるポートフォリオになったと思います．ポートフォリオ作成には時間と労力がかかりますが，一つひとつのポートフォリオから，実は指導医が多くを学ばせてもらっていることを実感します．

まとめ

専攻医からのコメント

　今回は自分の感情が表出してしまった体験について，プロフェッショナリズムの視点で振り返ることができました．強い感情・ヒヤリハットなどがからむ症例について考察を含めてまとめるには非常に難しい内容でしたが，指導医と症例に対して同時進行で取り組むことができたこと，また指導医以外のさまざまな意見を聞く機会が得られたため，1人で悩むことなくとても肩の力が楽になったのを覚えています．さまざまな人に支えられて作成されたポートフォリオでした．

指導医からのコメント

　臨床における「もやもや」とそれをプロフェッショナリズムとして捉える際の「もやもや」について，専攻医の足跡を一歩一歩辿ることが大切だと思います．専攻医が参考文献として読んだ論文や書籍は指導医も読み，「もやもや」に対してどのようなことを考え，感じたのか，そしてそこから何に気づいたのか，を想像したり仮説を立てたりしながら専攻医と対話を重ねていきます．そのなかで，専攻医がもっている枠組みを少しだけ広げてみたり，カタチを変えてみたりするのを手助けして，「もやもや」を少しでも見通しがいいものにできたと（自己満足で？）感じるときの喜びは大きいです．

潘　鎮敬（Shizunori Han）
静岡家庭医養成プログラム 専攻医
専攻医3年目です．今年はじめての後輩ができたので家庭医としてさらにレベルアップをしているところです．指導医も非常に素晴らしい方々ばかりなので興味があればぜひ静岡へ見学を．

鳴本敬一郎（Keiichiro Narumoto）
浜松医科大学 産婦人科家庭医療学講座／静岡家庭医養成プログラム
妊婦健診，分娩を含めた女性医療を行う総合診療を展開しています．専攻医が成長していく姿に，よく感動させられています．

Book Information

改訂版 ステップビヨンドレジデント1 救急診療のキホン編 Part1

心肺蘇生や心電図、アルコール救急、
ポリファーマシーなどにモリモリ強くなる！

著／林　寛之
- □ 定価（本体 4,500円＋税）　□ B5判　□ 400頁　□ ISBN 978-4-7581-1821-7

新刊

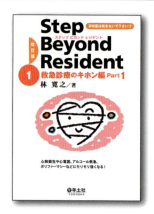

- ● 全面アップデート・大幅ボリュームアップで名著が帰ってきました！
- ● 救急診療でまずはじめに身につけたい技と知識を伝授！
- ● ワンランク上を目指すポストレジデント必携の一冊です！

お待たせしました！大ベストセラーの第1巻がついに改訂！

闘魂外来─医学生・研修医の君が主役！
病歴・フィジカルから情報検索まで臨床実践力の鍛え方を伝授します

編集／徳田安春
- □ 定価（本体 3,000円＋税）　□ B5判　□ 206頁　□ ISBN978-4-7581-1825-5

新刊

- ● 超人気！実践型実習の情熱あふれるレクチャーが書籍化．
- ● 診察の基本の「型」からプレゼンスキルまで診療の極意を熱く指南！
- ● 臨床で必ず活きるパール，ここでしか学べない知識が満載！

人気指導医が秘伝のワザを伝授．研修・実習指導にも役立つ！

診断力を鍛える！症候足し算
症候の組合せから鑑別疾患を想起するトレーニング

著／北 啓一朗，三浦太郎　監修／山中克郎
- □ 定価（本体 2,800円＋税）　□ B6変型判　□ 215頁　□ ISBN978-4-7581-1817-0

新刊

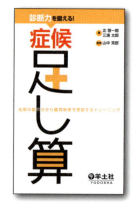

- ●「疾患」と，その疾患に特徴的な「症候」を足し算で表わした，診断力強化ドリル．300超の足し算式で，適切な鑑別疾患を想起する力が身につく．
- ● 確定診断のための「次の一手」や，各疾患の鑑別ポイントも掲載．

診断力を強化する，シンプルで，かつ効果的なトレーニング法

発行　羊土社 YODOSHA
〒101-0052　東京都千代田区神田小川町2-5-1　TEL 03(5282)1211　FAX 03(5282)1212
E-mail：eigyo@yodosha.co.jp
URL：www.yodosha.co.jp/

ご注文は最寄りの書店，または小社営業部まで

Book Information

MRIに強くなるための原理の基本 やさしく、深く教えます

近刊 2月下旬発行予定

物理オンチでも大丈夫。撮像・読影の基本から最新技術まで

著／山下康行（熊本大学大学院生命科学研究部 放射線診断学分野）

□ 予価（本体 3,600円＋税）　□ A5判　□ 約160頁　□ ISBN978-4-7581-1186-7

- 難しい理屈は最小限にし，豊富なイラストでやさしく解説
- MRIのしくみ，読影の基本，撮像法の使い分けなどモヤモヤしていたことが腑に落ちる！

MRIの原理を知って撮像・読影に強くなるための入門書

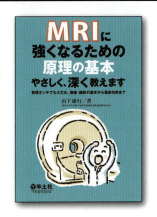

ハイリスク患者のがん薬物療法ハンドブック

多様化・複雑化する患者への治療戦略を身につける

編集／安藤雄一，寺田智祐　監修／南 博信

□ 定価（本体 4,300円＋税）　□ B6変型判　□ 382頁　□ ISBN978-4-7581-1814-9

- 心疾患合併，PS不良，うつなど…「がん以外にも疾患をもつ患者」のがん薬物療法のポイントを，1冊に凝縮．
- 「インフォームド・コンセントのコツ」や「看護のポイント」も紹介！

「がんレジメン」などで大好評のシリーズに新刊登場！

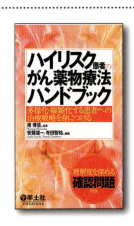

先生、誤嚥性肺炎かもしれません
嚥下障害、診られますか？

診断から治療まで、栄養療法や服薬指導を含め全部やさしく教えます

編集／谷口 洋

□ 定価（本体 3,400円＋税）　□ A5判　□ 231頁　□ ISBN978-4-7581-1776-0

- 基本から実践までやさしくコンパクトに解説
- よくある状況への対処法・考え方がQ&Aでよくわかる
- チーム医療・多職種連携に役立つ，栄養・リハ・服薬指導のコツも満載

病棟で・在宅で出会う患者さんを「とりあえず絶食」にする前に

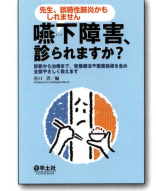

発行　羊土社 YODOSHA　〒101-0052　東京都千代田区神田小川町2-5-1　TEL 03(5282)1211　FAX 03(5282)1212
E-mail：eigyo@yodosha.co.jp
URL：www.yodosha.co.jp/

ご注文は最寄りの書店，または小社営業部まで

増刊 レジデントノート

1つのテーマをより広くより深く

□ 年6冊発行　□ B5判

レジデントノート Vol.19 No.17　増刊（2018年2月発行）

小児救急の基本
「子どもは苦手」を克服しよう！

熱が下がらない、頭をぶつけた、
泣き止まない、保護者への説明どうする？
など、あらゆる「困った」の答えがみつかる！

新刊

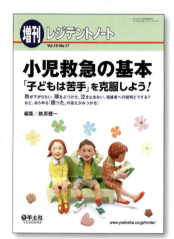

編集／鉄原健一

□ 定価（本体4,700円＋税）　□ 268頁　□ ISBN978-4-7581-1603-9

- 小児救急で必須の手技・緊急度の評価・内科・外科など, この1冊で攻略！
- 「成人とどこまで一緒でどこから違うか」の境界を意識して解説
- 小児と接するとき役立つ先輩のクリニカルパールを伝授！

本書の内容

第1章　総論：小児救急の基本
ER 医から見た小児救急とは…／米国小児救急専門医から見た小児救急とは…／ラポールの形成／病歴の取り方／身体診察の仕方／乳児の診かた／手技／輸液，経口補水療法／救急外来でのエコー／鎮痛・鎮静／虐待／薬剤の使い方／勉強の仕方

第2章　緊急度の評価
PALS の概念／バイタルサイン／A（気道）の評価と管理／B（呼吸）の評価と管理／C（循環）の評価と管理／D（神経）の評価と管理

第3章　よく出会う小児の症候
発熱／けいれん／咳嗽／喘鳴／腹痛／嘔吐／発疹／不機嫌／電解質異常

第4章　よく出会う小児の外傷
外傷の評価の違い／頭部外傷／創傷の診かた／骨折／熱傷／事故予防の概念

「子どもは苦手」なあなたも今日から自信がもてる！

発行　羊土社 YODOSHA　〒101-0052　東京都千代田区神田小川町2-5-1　TEL 03(5282)1211　FAX 03(5282)1212
E-mail：eigyo@yodosha.co.jp
URL：www.yodosha.co.jp/

ご注文は最寄りの書店、または小社営業部まで

Book Information

本当にわかる
精神科の薬 はじめの一歩 改訂版

具体的な処方例で経過に応じた
薬物療法の考え方が身につく!

近刊 3月中旬発行予定

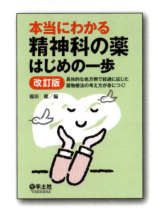

編集／稲田　健

☐ 予価(本体 3,400円+税)　☐ A5判　☐ 280頁　☐ ISBN978-4-7581-1827-9

- プライマリケアで役立つ向精神薬の使い方を, キホンに絞ってやさしく解説!
- 具体的な処方例で, 薬の使い分け, 効果や副作用に応じた用量調整, やめ時, 減らし方, 処方変更など処方のコツやポイントがわかる

好評書の改訂版! 新薬追加, 適応拡大を反映しアップデート

レジデントノート Vol.19 No.11 増刊
糖尿病薬・インスリン治療
知りたい, 基本と使い分け

経口薬? インスリン? 薬剤の特徴を掴み, 血糖管理に強くなる!

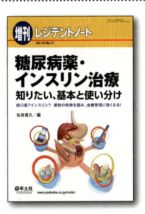

編集／弘世貴久

☐ 定価(本体 4,700円+税)　☐ B5判　☐ 197頁　☐ ISBN978-4-7581-1594-0

- 各薬剤の作用機序・適応・選択や併用薬・量の調整など, 丁寧に解説!
- 妊婦や高齢者, DKA・HHS, 低血糖, 周術期, 輸液中の患者など, 救急や病棟で出会う状況別の対応も充実!

糖尿病薬・インスリン治療の基本が身につく, 入門的な実践書!

レジデントノート増刊 Vol.17 No.2
新・日常診療での
薬の選び方・使い方

日頃の疑問をズバッと解決!

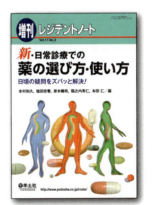

編集／本村和久, 徳田安春, 岸本暢将, 堀之内秀仁, 本田　仁

☐ 定価(本体 4,500円+税)　☐ B5判　☐ 308頁　☐ ISBN978-4-7581-1549-0

- 使い分けに迷う頻用薬の処方やよく出合う様々な疑問を解決!
- 症例でわかる思考ロジックで納得いく処方が実践できる!
- 研修医が頻繁に抱く疑問について解説しているから, 指導にも役立つ!

解決したい疑問の答えはここにある!

発行　羊土社 YODOSHA　〒101-0052　東京都千代田区神田小川町2-5-1　TEL 03(5282)1211　FAX 03(5282)1212
E-mail : eigyo@yodosha.co.jp
URL : www.yodosha.co.jp/

ご注文は最寄りの書店, または小社営業部まで

Book Information

必ずうまくいく！PICC
末梢挿入型中心静脈カテーテルの挿入テクニックから管理まで

新刊

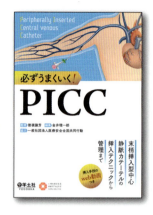

監修／徳嶺譲芳　編集／金井理一郎　協力／一般社団法人医療安全全国共同行動
□ 定価（本体 3,800円＋税）　□ B5判　□ 133頁　□ ISBN978-4-7581-1818-7

- 超音波で血管を鮮明に描出し，確実に穿刺するコツがよくわかる！
- 合併症を防ぐ管理のしかた，手技上達のためのトレーニング方法も解説．
- PICCを臨床・在宅医療でもっと活用したい方にもオススメ．web動画つき．

PICCはこの1冊でマスター！超音波ガイド下穿刺のワザを伝授

麻酔科研修チェックノート 改訂第6版
書き込み式で研修到達目標が確実に身につく！

近刊
2月下旬発行予定

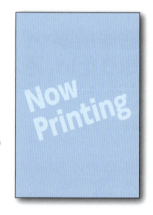

著／讃岐美智義
□ 予価（本体 3,400円＋税）　□ B6変型判　□ 約460頁　□ ISBN978-4-7581-0575-0

- 麻酔科医に必須の知識と手技・コツを簡潔に整理．図表も豊富に掲載
- 重要ポイントを確認できるチェックシート付き．しかも，ポケットサイズ！
- 発行依頼，クチコミで絶大な支持を得ている好評書の最新版

「麻酔科研修に必須」と選ばれ続けるロングセラーを改訂！

やさしくわかるECMOの基本
患者に優しい心臓ECMO、呼吸ECMO、E-CPRの考え方教えます！

近刊
2月下旬発行予定

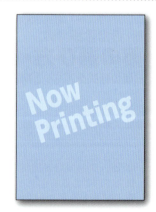

監修／氏家良人　著／小倉崇以，青景聡之
□ 予価（本体 4,200円＋税）　□ A5判　□ 約200頁　□ ISBN978-4-7581-1823-1

- 難しいと思われがちなECMOについて，基礎知識からやさしく解説！
- 軽妙洒脱な対話形式で，「患者に優しい管理」を楽しく学べます．
- 基本から学びたい医師やメディカルスタッフにおすすめです！

はじめてECMOを学びたい人のための入門書！

発行 羊土社 YODOSHA
〒101-0052　東京都千代田区神田小川町2-5-1　TEL 03(5282)1211　FAX 03(5282)1212
E-mail：eigyo@yodosha.co.jp
URL：www.yodosha.co.jp

ご注文は最寄りの書店，または小社営業部まで

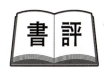

BOOK REVIEW

必ずうまくいく！PICC
末梢挿入型中心静脈カテーテルの挿入テクニックから管理まで

監修／德嶺譲芳（杏林大学医学部麻酔科学教室）
編集／金井理一郎（済生会横浜市東部病院集中治療科）
協力／一般社団法人医療安全全国共同行動
定価（本体3,800円＋税），B5判，133頁，羊土社

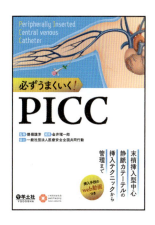

　末梢挿入型中心静脈カテーテル（PICC）の挿入手技及び管理についてわかりやすく，かつ詳細に記載されている本です．執筆者は，最先端技術をいち早く取り入れているさまざまな医療機関においてPICCを実際に挿入管理している，麻酔科学，集中治療科学，外科学，看護学，救命救急科学におけるエキスパートの先生方です．

　小泉俊三先生の推薦のお言葉にあるように，中心静脈路の確保は必須の診療手技ではありますが，ときに重篤な合併症を伴うものであったため，古典的PICCを含め，さまざまな工夫がこれまで行われてきました．そこで登場したのが，超音波ガイド下上腕PICCです．簡便さではなく安全性を重視した技術です．PICCの濫用が問題となっているアメリカでは，Choosing Wiselyキャンペーンの中でも，医療者や患者の利便性のための使用はすべきではないと取り上げられています．PICCの適応を理解し，安全に使用することが大切です．

　この本は，PICCの挿入テクニックから管理まで必ずうまくいくようなコンテンツが満載です．コア部分のコンテンツは，PICCの歴史，臨床的適応，実際に用いるカテーテルの種類，挿入前の準備，挿入の実際，挿入トレーニングの方法，合併症対策，感染防御，です．その他の項目として，Midlineカテーテルと在宅医療におけるPICCも取り上げられており，今後の応用として有望な領域までカバーされています．

　図や写真も豊富であり，大変わかりやすい内容となっています．重要ポイントについては，漫画イラスト入りの「覚えておこう！」の囲み文章で強調されています．また，メモ欄とコラム欄では，日常診療で疑問としてよく取り上げられる知識をわかりやすくレッスンしてくれています．そしてうれしいのが挿入手技の動画を視聴することができる特典が付いていることです．百聞は一見にしかず，です．本書を購入したらまずその動画を視聴してイメージをつかみ，読破するともう安全な最先端技術のエキスパートとなる一歩を踏み出せると思います．

（評者）德田安春（群星沖縄臨床研修センター）

Book Information

Gノート増刊 Vol.4 No.6

本当はもっと効く！もっと使える！
メジャー漢方薬
目からウロコの活用術

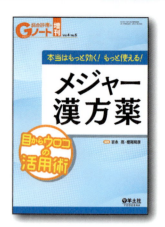

編集／吉永 亮，樫尾明彦

□ 定価（本体 4,800円＋税）　□ B5判　□ 188頁　□ ISBN978-4-7581-2324-2

使わないともったいない！

目からウロコの漢方薬の活用術教えます．
総合診療医×漢方医がコラボし，身近な漢方薬の
意外な適応・もっと効かせる工夫をやさしく解説しました．

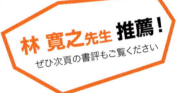

本書の内容

第1章　誰もが使ったことのある漢方薬
　　　～でもDo処方だけじゃもったいない～
- 大建中湯
- 芍薬甘草湯
- 抑肝散
- 六君子湯
- 葛根湯

第2章　よく使われる漢方薬
　　　～意外とこんな症状にも使えます～
- 小青竜湯・麻黄附子細辛湯
- 麦門冬湯
- 半夏厚朴湯
- 補中益気湯・十全大補湯
- 当帰芍薬散・桂枝茯苓丸
- 加味逍遙散

第3章　もっと使いこなしてほしい漢方薬
　　　～食わず嫌いはもったいない～
- 半夏瀉心湯
- 五苓散
- 真武湯
- 八味地黄丸・牛車腎気丸

第4章　知っておくべき副作用
- 偽性アルドステロン症
- 肝機能障害と間質性肺炎

【コラム】
- 漢方エキス製剤の併用の意義と法則
- 近隣の薬局に出したい漢方薬がないとき

【付録】
- 構成生薬一覧

発行　羊土社 YODOSHA
〒101-0052　東京都千代田区神田小川町2-5-1　TEL 03(5282)1211　FAX 03(5282)1212
E-mail：eigyo@yodosha.co.jp
URL：www.yodosha.co.jp/

ご注文は最寄りの書店，または小社営業部まで

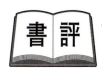

BOOK REVIEW

Gノート増刊 Vol.4 No.6
本当はもっと効く！
もっと使える！メジャー漢方薬
目からウロコの活用術

編／吉永 亮，樫尾明彦
定価（本体4,800円＋税），B5判，188頁，羊土社

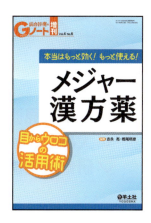

「あーでもないか（内科），こーでもないか（内科）」と薬のさじ加減で頭をひねる内科のなかでも，グンを抜いてうさん臭く（？）思われそうな（いやいや思ってないって！）漢方診療には，多くの皆さんもとっつきにくさを感じているのではないだろうか．西洋医学を学んだ後だと，舌診，脈診，腹診のたった3つで処方を考えていく漢方なんて，マニアックな人が使うものとつい思ってしまう（だから，思ってないって！）．でも漢方薬を処方したことがある人なら，証が合ったときの漢方薬の切れ味の良さに快感を覚えたことだろう．

そもそもどうして冷えるのかなんて知らなくても冷蔵庫は使えるし，音の原理なんて知らなくても超音波を使いこなすことはできる．漢方薬も使ってナンボと，本書を読むとわかる．難解な言葉から解説する漢方薬の本て，ドン引きしちゃうでしょ？

本書は小難しいことをスッキリシャッキリすっ飛ばして，一般医家が飲み込みやすい形で解説が進んでいくキラリと光る漢方薬の指南書である．入門書でもあるが，「なんで？」がわかるとその奥深さもわかるように解説してあるので，ぜひ研修医から実地医家まで臨床現場で頑張っている人に本書を手に取ってほしい．診療の幅が広がるのは間違いない．西洋医学が病態ごとの修繕を目指す（局所攻撃）のに対して，漢方薬は体質から病気に強い体に作りかえる（体質改善）と思えばいい．

術後の腸管の動きが悪いときによく使われるのが大建中湯．でも本書を読めば，一対一対応の漢方薬苦手の呪縛から解放される．腸管を温める作用が根幹となるわけだから，「冷たい飲み物で悪化しますか？」「お腹を温めると楽ですか？」など具体的な問診が大事になってくる．過敏性腸症候群やウイルス性腸炎，冷えを伴う便秘症にまで効くというから面白い．

かゆいところに手が届く構成もいい．「ギモンへの回答」ではさらに突っ込んだ次の一手が解説され，漢方薬が好きな人にはニヤッとすることが書かれている．初学者は各項目のまとめだけをまず覚えることで各漢方薬の特徴を押さえることができる．

そもそも本当の漢方のプロはなんでもかんでもたくさんの種類を使うことはなく，限られた漢方薬でうまく対処していくのだ．ウルトラマンだっていろんな技があっても最終的にはスペシウム光線でやっつけていたではないか．ワンピースのルフィだって，必殺技はそんなに多くない．自分が使いやすいよく理解した漢方薬を少しずつ覚えていったらいいのだ．

（評者）林 寛之（福井大学医学部附属病院 救急総合診療部 教授）

レジデントノートのご案内

プライマリケアと救急を中心とした総合誌

【レジデントノートは…】
- ☑ 基本の見直しにちょうどいい！
- ☑ 大事なことがすぐにつかめる！
- ☑ 研修医指導にも使える！

上級医の先生方にもご好評いただいております

最新号

2018年 2月号 Vol.19 No.16

特集

「肺炎」を通してあなたの診療を見直そう！

パッション漲る指導医たちが
診断・治療の要所に切り込む誌上ティーチング

編集／坂本 壯

コモンな疾患の代表格・肺炎を通して，疫学・身体所見・診断・治療・予防などすべての疾患に共通する診療での考え方を紹介．臨床現場での行動が変わる！

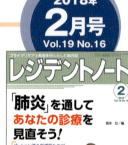

■ISBN978-4-7581-1599-5
■定価（本体2,000円＋税）

大好評！

2018年 1月号 Vol.19 No.15

特集

内視鏡所見の見かたがわかる！

正常画像をしっかり理解して，
「どこ」にある「どれくらい」の「どんな」病変か判断できる

編集／大圃 研

内視鏡の前処置や正常画像を理解し，病変を見つけられる！ 疾患の鑑別，性状の表現，重症度の判断など，おさえるべき基礎が身につき，よくみる疾患の見え方も把握できる！

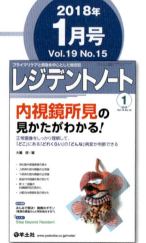

■ISBN978-4-7581-1598-8
■定価（本体2,000円＋税）

羊土社

増刊 レジデントノート
1つのテーマをより広くより深く
■年6冊発行　■B5判

Vol.19 No.17　増刊（2018年2月発行）

小児救急の基本
「子どもは苦手」を克服しよう！

熱が下がらない、頭をぶつけた、泣き止まない、
保護者への説明どうする？ など、あらゆる「困った」の答えがみつかる！

編集／鉄原健一

診かたがわからないと悩む研修医が多い「子ども」について，発熱・外傷・熱傷・発疹などのよく出会う症例をもとに現場目線で解説！ 小児診療が怖くなくなる1冊です！

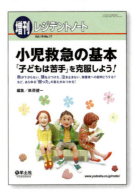

■ ISBN978-4-7581-1603-9
■ 定価（本体4,700円＋税）

続刊　Vol.20 No.2　増刊（2018年4月発行予定）

電解質異常の診かた・考え方・動き方
緊急性の判断からはじめるFirst Aid

編集／今井直彦

年間定期購読は選べる4プラン！

通常号（月刊）がブラウザからいつでも読める，**レジデントノート WEB版**※2,3 をぜひご利用ください！

送料※1サービス

冊子のみ
- 通常号（月刊12冊）　本体 24,000円＋税
- 通常号＋増刊（月刊12冊＋増刊6冊）　本体 52,200円＋税

冊子＋WEB版※2,3（通常号のみ）
- 通常号　本体 27,600円＋税
- 通常号＋増刊　本体 55,800円＋税

詳細はレジデントノートHPへ！

※1 海外からのご購読は送料実費となります
※2 WEB版の閲覧期間は，冊子発行から2年間となります
※3「レジデントノート 定期購読WEB版」は，原則としてご契約いただいた羊土社会員の個人の方のみご利用いただけます

（雑誌価格は改定される場合があります）

レジデントノート 電子版 ～バックナンバー～

★現在市販されていない号を含む，レジデントノート月刊既刊誌の
創刊号〜2013年度発行号までを，電子版（PDF）にて取り揃えております．

● 購入後すぐに閲覧可能　　● Windows/Macintosh/iOS/Android対応

詳細はレジデントノートHPにてご覧ください▶ www.yodosha.co.jp/rnote/

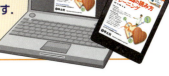

SNSもやってます！　**f** Facebook ▶ www.facebook.com/residentnote　　Twitter ▶ twitter.com/yodosha_RN

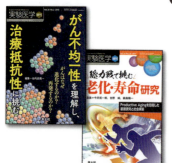

各研究分野を完全網羅した最新レビュー集

実験医学増刊号

年8冊発行［B5判］
定価（本体5,400円＋税）

Vol.36 No.2（2018年1月発行）

がんの不均一性を理解し、治療抵抗性に挑む
がんはなぜ進化するのか？再発するのか？

編集／谷内田真一

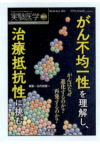

＜序＞　谷内田真一

概論 がんの不均一性の理解を深めることでがんを克服できるか？　谷内田真一

第1章 がんの不均一性の理解とがんの生存戦略

＜1＞病理組織学的観点からみた，がんの不均一性　野島聡，森井英一
＜2＞臨床現場で経験するがんの不均一性　松本慎吾
＜3＞病理解剖からがんの不均一性に迫る―ARAP（Akita Rapid Autopsy Program）の取り組み　前田大地
＜4＞骨髄異形成症候群の病態とクローン進化　小川誠司
＜5＞固形がんのゲノム，エピゲノムにおける空間的・時間的多様性と治療戦略　齋藤衆子，三森功士
＜6＞シングルセル解析とがんの不均一性　鹿島幸恵，鈴木絢子，関真秀，鈴木穣
＜7＞がんの不均一性を解明するための組織取得技術（GCM）の開発　森本伸彦，船崎純，堀邦夫，髙井英里奈，谷内田真一
＜8＞三次元培養細胞分離装置によるがん不均一性の解析　杉浦慎治，田村磨聖，渋田真結，加藤竜司，金森敏幸，柳沢真澄
＜9＞イメージング質量顕微鏡を用いたがんの不均一性の解析　新間秀一
＜10＞がん微小環境とがんの不均一性　押森直木

第2章 がんの不均一性に伴うがんゲノムの進化

＜1＞発がん・進展に伴い不均一性を生み出すゲノム進化プログラム　柴田龍弘
＜2＞エピジェネティクスとがん進化　福世真樹，金田篤志
＜3＞遺伝統計学における選択圧解析とがんゲノム進化解析　岡田随象
＜4＞個人の一生におけるがんゲノムの進化　斎藤成也
＜5＞進化遺伝学とがんゲノム解析　藤本明洋
＜6＞数理モデル研究による腫瘍内不均一性と治療抵抗性への挑戦　新井田厚司，宮野悟
＜7＞がんにおける変異と進化のシミュレーション　土居洋文

第3章 がんの不均一性の克服に向けて

＜1＞血漿遊離DNA解析によるがんゲノム解析　油谷浩幸
＜2＞血中遊離核酸を用いたがん研究の最前線―CNAPS Xの最新情報　髙井英里奈
＜3＞末梢血循環腫瘍細胞はがんの不均一性を俯瞰的に評価できるのか？　洪泰浩
＜4＞がんの分子標的薬耐性機構の不均一性とその克服　矢野聖二
＜5＞エストロゲン受容体陽性乳がんにおける治療耐性獲得メカニズムの新展開　藤原沙織，中尾光善
＜6＞成熟リンパ系腫瘍の多様性に潜む共通の発症メカニズム　加藤光次，菊繁吉謙，赤司浩一
＜7＞ゲノム解析による骨軟部腫瘍の多様性の解明と治療標的・バイオマーカーの探索　平田真，松田浩一
＜8＞神経膠腫の不均一性による治療抵抗性とその治療戦略　武笠晃丈
＜9＞リンパ球レパトアシークエンスによるがん免疫微小環境解析　石川俊平
＜10＞がんゲノムの進化と免疫チェックポイント阻害剤　吉村清

展望 がんの不均一性を標的にした新しい治療戦略を考える　佐谷秀行

発行　羊土社 YODOSHA
〒101-0052　東京都千代田区神田小川町2-5-1　TEL 03(5282)1211　FAX 03(5282)1212
E-mail：eigyo@yodosha.co.jp
URL：www.yodosha.co.jp/
ご注文は最寄りの書店，または小社営業部まで

総合診療のGノート Back Number

患者を診る　地域を診る　まるごと診る

毎号,総合診療で必要なあらゆるテーマをとりあげています！

好評発売中

- 隔月刊（偶数月1日発行）
- B5判
- 定価（本体2,500円+税）

2017年12月号 (Vol.4 No.8)

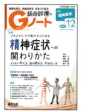

プライマリ・ケア医だからできる 精神症状への関わりかた
よりよい考え方、話の聴き方、向き合い方

増田 史，高尾 碧，豊田喜弘，森川 暢／編

特別掲載：家庭医療×診断推論で挑む！プライマリ・ケアで出会う困難事例 by 千葉大総診カンファレンス

ISBN 978-4-7581-2326-6

せん妄，不眠，ストレスやアルコールの問題，希死念慮…プライマリ・ケアで非専門医が困る精神症状への対応を，精神科医と総合診療医のコラボで教えます．エビデンスと経験に基づいた現場目線の解説で実践的！

2017年10月号 (Vol.4 No.7)

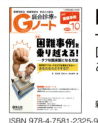

困難事例を乗り越える！
—タフな臨床医になる方法
医学的アプローチだけでは解決できない…あなたならどうする!?

長 哲太郎，石井大介，鈴木昇平／編

新連載：「伝える力」で変化を起こす！ヘルスコミュニケーション

ISBN 978-4-7581-2325-9

患者背景が複雑で大変そう…医師としてどう介入すべきか？ 終末期，BPSD，引きこもり，貧困，家族との問題など多様な困難事例をもとに，多職種連携や医療福祉制度等も含めたさまざまな面からのアプローチを解説！

2017年8月号 (Vol.4 No.5)

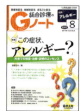

「この症状、アレルギー？」
外来での検査・治療・説明のエッセンス

田原正夫／編

ISBN 978-4-7581-2323-5

「これってアレルギー？」「検査してください」「○○が予防にいいって本当？」など患者の疑問や心配事に適切に応えられていますか？ 食物アレルギーや喘息，蕁麻疹など知識を整理し，診療の腕をブラッシュアップ！

2017年6月号 (Vol.4 No.4)

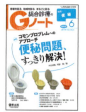

コモンプロブレムへのアプローチ 便秘問題、すっきり解決！

木村琢磨，阿部 剛／編

新連載：優れた臨床研究は、あなたの診療現場から生まれる

ISBN 978-4-7581-2322-8

便秘を訴える患者さんに「とりあえず下剤」ですませていませんか？ 適切かつ患者さんも満足する改善策をとれるよう，鑑別や処方薬の選択はもちろんのこと，患者背景をふまえた生活面へのアプローチや説明法を解説！

Back Number

2017年4月号 (Vol.4 No.3)
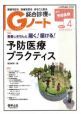
患者にきちんと
届く！届ける！
予防医療プラクティス

岡田唯男／編

ISBN 978-4-7581-2321-1

2017年2月号 (Vol.4 No.1)
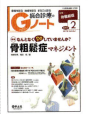
なんとなく
Doしていませんか？
骨粗鬆症マネジメント

南郷栄秀，岡田 悟／編

ISBN 978-4-7581-2319-8

2016年12月号 (Vol.3 No.8)
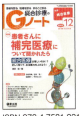
患者さんに
補完医療について
聞かれたら

統合医療は怪しいのか!?
正しく知って、主治医力を上げよう！

織田 聡／編

ISBN 978-4-7581-2318-1

2016年10月号 (Vol.3 No.7)
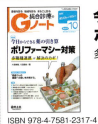
今日からできる薬の引き算
ポリファーマシー対策

多職種連携が解決のカギ！

大橋博樹，八田重雄／編

ISBN 978-4-7581-2317-4

2016年8月号 (Vol.3 No.5)
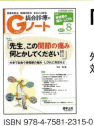
「先生、この関節の痛み
何とかしてください!!」

外来で出会う骨関節の痛み・しびれに
対応せよ

桜井 隆／編

ISBN 978-4-7581-2315-0

2016年6月号 (Vol.3 No.4)
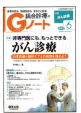
非専門医にも、もっとできる
がん診療

日常診療と緩和ケアとの狭間を
埋めよう

宇井睦人／編

ISBN 978-4-7581-2314-3

2016年4月号 (Vol.3 No.3)
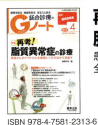
再考！
脂質異常症の診療

患者さんのアウトカムを重視して
全方位から見直す

南郷栄秀／編

ISBN 978-4-7581-2313-6

2016年2月号 (Vol.3 No.1)
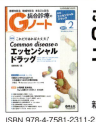
これだけあれば大丈夫！
Common diseaseの
エッセンシャルドラッグ

前野哲博／編

新連載：小児科医 宮本先生，ちょっと教えてください！

ISBN 978-4-7581-2311-2

バックナンバーは下記でご購入いただけます

お近くの書店で　羊土社書籍取扱書店（小社ホームページをご覧ください）

小社へ直接お申し込み（ホームページ，電話，FAX）
www.yodosha.co.jp/
電話 03-5282-1211（営業）　FAX 03-5282-1212

定期購読・WEB版の詳細は
巻末の申し込み用紙をご覧ください

● 各号の詳細や最新情報はGノートホームページでご覧いただけます

www.yodosha.co.jp/gnote/　　Gノート　羊土社　で検索

自分たちの勉強会 Gノートで紹介しませんか？

記事募集のおしらせ！

総合診療に必要な知識・技術を
いかにバランスよく・効率よく，そして楽しく学ぶか，
頭を悩ませている先生方も多いのではないでしょうか．
"楽しく学ぶ"方法のひとつに「勉強会」があります．
Gノートでは読者の先生方が企画・参加する
勉強会をご紹介いただくコーナー，
「勉強会へようこそ」の記事を募集しています．
本コーナーでは，全国各地のさまざまな勉強会をご紹介しています．
自分たちの活動を広めたい，ともに学ぶ仲間を増やしたい，
という先生方，
下記の応募条件をご確認のうえ，ぜひご応募ください．
総合診療の輪を広げるツールとしてご活用ください．
たくさんのご応募をお待ちしております！

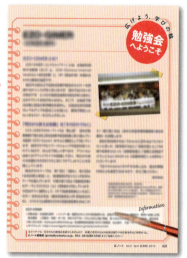

コーナー概要

カラー，1ページ
勉強会の目的や特色，これまでの実績，今後の目標・予定などをご紹介ください
※ご執筆についての詳細は掲載決定後にご案内いたします　※誌面内容はGノートホームページにも掲載いたします

応募条件

1. 組織をまたいで活動しており，新たな参加者の受け入れが可能である（院内のみの勉強会は除く）
2. 継続して活動を行っている
3. 営利目的でない
4. 問い合わせ先を誌上およびホームページ上で公開できる
5. 総合診療にかかわるテーマの勉強会である

掲載までの流れ

ご応募 ▶▶▶ 編集部よりご連絡 ▶▶▶ ご執筆 ▶▶▶ ご校正 ▶▶▶ 掲載

※掲載が決定次第，代表の方へご連絡いたします　　※編集部から内容等の確認のため校正刷りをお送りします

応募方法

下記❶～❸を明記のうえ，Gノートホームページの応募フォームよりご応募ください（ご応募は随時受け付けております）
❶ 勉強会の名称
❷ 代表の方のお名前・ご所属・ご連絡先（TEL & E-mail）
❸ 勉強会で扱う主なテーマと頻度（勉強会の形式は問いません．SNS等web上の活動なども可）

応募先　Gノートホームページ（www.yodosha.co.jp/gnote/benkyokai/）　｜Gノート 勉強会へようこそ｜検索

※応募多数の場合，掲載までお時間をいただくことがあります　※掲載の採否は編集部にて判断させていただきます．あらかじめご了承ください

2017.11

総合診療の G ノート 次号予告

2018年 4月号
(Vol.5 No.3)
2018年4月1日発行

特集

専攻医・指導医のための
地域ヘルスプロモーション実践集！（仮題）
～ポートフォリオも怖くない！～

編集／井階友貴（福井大学医学部 地域プライマリケア講座／高浜町和田診療所）

家庭医を家庭医たらしめる重要なコンピテンシーの1つに"地域志向アプローチ"があり，専門医研修においても「地域のヘルスプロモーション」は必修項目とされています．ところが，その研修にあたっては，専攻医も，そして指導する上級医も，困惑し難航しているとよく伺います．本特集では，地域ヘルスプロモーションの実践および指導において，具体的で参考になる理論＆実践を解説．これまでの貴重な経験を共有し，これからのよりよい研修・地域医療につなげます！

1) 多職種連携・協働 ……………………………… 高橋聡子，吉本 尚，横谷省治
2) Precede-Proceed Model ……………………… 廣瀬英生，後藤忠雄
3) 住民協働・住民活動 …………………………… 井階友貴
4) Community-Based Participatory Research (CBPR) …… 孫 大輔
5) ソーシャル・マーケティング ………………… 四方啓裕
6) 健康の社会的決定要因 ………………………… 増山由紀子
7) 医療・介護政策 ………………………………… 森 冬人，若山 隆
8) プライマリ・ケアのACCCA …………………… 藤井麻耶，鄭 真徳

連載

◆ どうなる日本!? こうなる医療!!
遠隔医療のこれまで，これから② 「遠隔医療の"今"」 …… 竹村昌敏

◆ Common disease 診療のための ガイドライン早わかり
第25回「狭心症・心筋梗塞②」 …… 佐々木隆史

◆ 聞きたい！知りたい！薬の使い分け
第25回「胃薬の使い分け ～数ある同種同効薬のなかからどれを選ぶべき？」
…… 篠浦 丞

◆ 「伝える力」で変化を起こす ヘルスコミュニケーション
第4回「行動経済学・マーケティングの理論を診療に活かす！」
…… 市川 衛，柴田綾子

◆ なるほど！使える！在宅医療のお役立ちワザ
第19回「CKD患者さんを在宅で診る！（腹膜透析）」 …… 宮崎正信

◆ 優れた臨床研究は，あなたの診療現場から生まれる
第6回「メンターがいない」 …… 柏崎元皓，ほか

◆ 思い出のポートフォリオを紹介します …… 松澤廣希，太田龍一
ほか

※ タイトルはすべて仮題です．内容，執筆者は変更になることがございます

"患者を診る 地域を診る まるごと診る"ための『Gノート』は定期購読がオススメです！

- ●通常号（隔月刊6冊）
  定価（本体15,000円＋税）
- ●通常号＋増刊（隔月刊6冊＋増刊2冊）
  定価（本体24,600円＋税）
- ●通常号＋ WEB版 ※1
  定価（本体18,000円＋税）
- ●通常号＋ WEB版 ※1 ＋増刊
  定価（本体27,600円＋税）

※1 WEB版は通常号のみのサービスとなります
※2 海外からのご購読は送料実費となります

便利でお得な年間定期購読をぜひご利用ください！
- 送料無料※2
- 最新号がすぐ届く！
- お好きな号からはじめられる！
- WEB版でより手軽に！

下記でご購入いただけます
- ●お近くの書店で：羊土社書籍取扱書店（小社ホームページをご覧ください）
- ●ホームページから または 小社へ直接お申し込み：www.yodosha.co.jp/
  ：TEL 03-5282-1211（営業）　FAX 03-5282-1212

▶編集ボード

前野哲博	（筑波大学附属病院 総合診療科）
南郷栄秀	（東京北医療センター 総合診療科）
大橋博樹	（多摩ファミリークリニック）

▶編集アドバイザー (50音順)

井階友貴／太田　浩／木村琢磨／草場鉄周／
千葉　大／中山明子／濱口杉大／林　寛之／
茂木恒俊／森　敬良／横林賢一／吉本　尚

◆編集部より◆

はじめまして！最近Gノート編集部に加わりました野々村です．初めての編集後記のためドキドキしております．

さて，本年最初の特集はいかがでしたでしょうか？ 患者さんそれぞれの，薬を飲んでいない理由を考え，処方後のことにも配慮される一助になりましたら幸いです．

また，本号から表紙で新しい試みを行います．本誌キャッチコピーにも掲げている"地域を診る"から連想し，地域の日常生活を切りとっていく，1年を通しての連作を考えています．ぜひ昨年までのデザインと比較しつつ，今後の展開を楽しみにしていただければと存じます．

本年も皆様のお役に立てるよう編集部一同尽力いたしますので，何卒よろしくお願い申し上げます．

（野々村）

Gノート

Vol. 5 No. 1　2018〔通巻28号〕［隔月刊〕
2018年2月1日発行　第5巻　第1号
ISBN978-4-7581-2327-3

定価　本体2,500円＋税（送料実費別途）

年間購読料
　15,000円＋税（通常号6冊，送料弊社負担）
　24,600円＋税（通常号6冊，増刊2冊，送料弊社負担）
郵便振替　00130-3-38674

Ⓒ YODOSHA CO., LTD. 2018
Printed in Japan

発行人	一戸裕子
編集人	久本容子
編集スタッフ	松島夏苗，森　悠美，野々村万有，田中桃子
制作スタッフ	岸　友美，鳥山拓朗，足達　智
広告営業・販売	永山雄大
発行所	株式会社羊土社 〒101-0052　東京都千代田区神田小川町2-5-1 TEL 03（5282）1211 ／ FAX 03（5282）1212 E-mail eigyo@yodosha.co.jp URL www.yodosha.co.jp/
印刷所	株式会社　平河工業社
広告申込	羊土社営業部までお問い合わせ下さい．

本誌に掲載する著作物の複製権・上映権・譲渡権・公衆送信権（送信可能化権を含む）は（株）羊土社が保有します．
本誌を無断で複製する行為（コピー，スキャン，デジタルデータ化など）は，著作権法上での限られた例外（「私的使用のための複製」など）を除き禁じられています．研究活動，診療を含み業務上使用する目的で上記の行為を行うことは大学，病院，企業などにおける内部的な利用であっても，私的使用には該当せず，違法です．また私的使用のためであっても，代行業者等の第三者に依頼して上記の行為を行うことは違法となります．

JCOPY ＜（社）出版者著作権管理機構　委託出版物＞本誌の無断複写は著作権法上での例外を除き禁じられています．複写される場合は，そのつど事前に，（社）出版者著作権管理機構（TEL 03-3513-6969，FAX 03-3513-6979，e-mail : info@jcopy.or.jp）の許諾を得てください．

J-IDEO

Journal of Infectious Diseases Educational Omnibus

奇数月10日発行

感染症の現在を発信する
感染症総合誌
［ジェイ・イデオ］
2018年1月号
絶賛発売中!!

編集主幹 岩田健太郎
編集委員 岸田直樹　忽那賢志　坂本史衣
　　　　 山田和範　山本　剛

10％おトクな

2018年 定期購読受付中

B5判130頁／定価 本体2,500円＋税
2018年定期購読料 本体13,500円＋税

イラスト／石川雅之

必読の特集は
青木　眞 × 岩田健太郎 対談！

中外医学社　〒162-0805 東京都新宿区矢来町62　TEL：03-3268-2701　FAX：03-3268-2722
http://www.chugaiigaku.jp　E-mail：sales@chugaiigaku.jp［営業部］

Book Information

薬局ですぐに役立つ 薬の比較と使い分け100

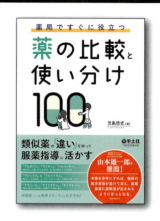

著/児島悠史

□ 定価（本体 3,800円+税）　□ B5判　□ 423頁　□ ISBN978-4-7581-0939-0

- 類似薬の違いについて，約730点の参考文献を明記して解説！
- 個々の薬の特徴やよく似た薬の違いがわかる！
- 患者に応じた薬の使い分けがわかり，服薬指導にも自信がつく！

薬剤師のほか，研修医，その他医療スタッフにもおすすめ！

症状と患者背景にあわせた 頻用薬の使い分け 改訂版

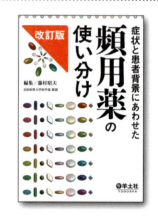

編集/藤村昭夫

□ 定価（本体 3,600円+税）　□ A5判　□ 333頁　□ ISBN978-4-7581-1779-1

- 日常診療に欠かせない頻用薬を，症状別に比較しながら解説
- 冒頭の表で，類似薬の全体像が早わかり！
- 具体的な処方例が満載．年齢や基礎疾患を考慮した薬選びに即役立つ！

新たに5章追加！　プライマリケア薬を幅広く網羅！

キャラ勉！抗菌薬データ

著/黒山政一，小原美江，村木優一

□ 定価（本体 2,400円+税）　□ A5変形判　□ 205頁　□ ISBN978-4-7581-1816-3

- 52の抗菌薬をすべてキャラクター化！系統ごとに住む世界・職業をキャラ設定しているため，抗菌薬の特徴や使い方を直感的に記憶できます．
- 抗菌薬に苦手意識をもつすべての医療従事者におすすめです！

抗菌薬と微生物をキャラクター化！楽しく覚えられる入門書！

発行　羊土社 YODOSHA　〒101-0052　東京都千代田区神田小川町2-5-1　TEL 03(5282)1211　FAX 03(5282)1212
E-mail：eigyo@yodosha.co.jp
URL：www.yodosha.co.jp/　ご注文は最寄りの書店，または小社営業部まで